# 記憶の進化論

## 脳が情報を記憶するメカニズム

門倉弘明 著

丸善プラネット株式会社

# はじめに

私はこの本で、脳の働きによって成り立つ認識や記憶を説明します。脳科学は、認識や記憶を可能にしている脳の生理的なメカニズムを説明しますが、「認識や記憶がどのような働きなのか」を説明しません。認識能力は、生命の長い進化の歴史の中で生まれ発達した能力である、と私は考えます。そもそも、動物にとって認識とは行動と結びついた能力です。動物は自分にとって意味を持った対象の刺激を感じて、その対象に対して一定の行動ができる脳の仕組みを持ち、その脳の仕組みによって動物の認識は成り立ちます。そして、人間の認識能力の基礎にも、特定の意味を持った対象の刺激を感じた時、その対象に対して特定の行動ができる脳の仕組みがあるのです。

哺乳動物は脳を進化させ、特定の意味を持った対象の刺激を感じる働きを、新しく形成できるようになります。それによって、特定の意味を持った対象の刺激を感じる働きと、その対象に対して特定の行動を生じさせる働きを結びつけるネットワークが脳の中で形成され、そのネットワークが活性化している状態で、哺乳動物はその対象に対する行動を制御しながら行うことができるのです。そして、人間は様々な対象を区別して認識し区別して扱うことができるようになります。その際、その対象を区別して認識する働きと、その対象の区別・種類に応じた行動を生じさせる働きを結びつけるネットワークが脳の中で形成され、そのネットワークが活性化している状態で、人間はその対象を理解し、その対象の種類に応じた行動ができるようになり、人間はその対象の種類に応じた言葉を表すことができる能力を持つようになるのです。

さらに、人間は言葉を使った仲間とのコミュニケーションの中で「何」という問いを作り、仲間が伝えた言葉が表す対象の種類を、その「何」という問いに対する答えとして知ることができるようになります。何かを知ることができるとは、問いを作った時、その問いに対する答えの内容を知ることができる状態を脳が作ることができる、ということです。そして、人間は、言葉を使って表した内容を情報として記憶することができ、その情報の内容を知ることができる脳の仕組みを獲得します。その脳の仕組みを説明することが、この本の目的です。人間の「知の進化」は「言葉を使った記憶システムの進化である」という事実を、私はこの本で説明します。

私たちは、当然のことのように、人間は自分の目の前に今見えている内容を知ることができ、言葉で表される様々な情報・事実を知ることができる、と考えています。私たちは、人間が見えている内容を知ることができ、様々な事実を知ることができる心の働き・意識の働きを持つ、と考えているのでしょう。しかし、意識している内容を知る働きが何かを知る働きなのではありません。この本では、まず意識について簡単に説明します。明確なのは、人間が自分の今の感覚内容を意識できる、という事実です。意識する働きそのものを説明することはできませんが、私は「なぜ人間は自分の今の感覚内容を意識できるのか」を問題にして説明します。人間は言葉で表した内容を情報・事実として知る能力を持つことにより、「自分は今何かを見ている」「自分は今何かを感じている」という事実を知ることができるようになります。そして、「自分には今どのような内容が見えているのか」「自分は今どのような内容を感じているのか」という問いを言葉で作りながら、人間は自分に今見えている内容や自分が今感じている内容を意識できるようになるのです。

平成十九年一月

門倉弘明

# もくじ

## 第5章　言葉をめぐる問題

# 序章　脳の働きによって成り立つ認識と意識

## 脳科学と心理学

現在の脳科学の進歩は著しい。人工頭脳を使ったロボットの開発や、生きた人間の脳と機械を組み合わせたサイボーグの研究も日々進歩している。ｆＭＲＩ（機能的磁気共鳴映像法）の出現などにより、脳の研究者たちは、生きた人間の脳の働きを簡単に見ることができるようになった。人間の脳の解明が進めば、認識や記憶、思考など人間の精神的営みの多くが解明されると考えるのは、私だけではないだろう。

認識や記憶などは、人間の脳の働きとして考えられているが、その一方でそれらは心の働きとして考えられ、心理学の領域で研究されている。近年、認識や記憶、思考などを扱う分野は認知心理学と呼ばれ、人工頭脳・ロボットの開発とも関係して、活発な研究が行われている。心理学は、認識や思考を実際に行っている人間によって報告された内容から、人間の心の働きのモデルを作り上げる。物理学などの他の実証科学が、実験で得られたデータから物体のモデル・法則を作り上げるのと同じように、心理学は、実験されている人間によって報告される内容をデータとして、心の働きのモデル・法則を作り上げようとする。しかし、実験されている人間から報告される内容は、その人間が意識できる内容であり、意識できない内容を報告することはできない。何かを見ている時、何かを考えている時、見ている内容や考えている内容は意識できるが、見ている働き、考えている働きを、人間は意識することができない。人間は自分の脳の働きを意識することはできない。

心理学では、意識している内容を知る心の働きによって人間の認識が成り立つ、と考えられている。そして、意識している内容を知る心の働きは、脳の働きとしては説明できない。目の前に見えている内容を意識する働きは、心の働きであり、脳の働きとは別のレベルの働きであるので、目の前に見えている内容を意識する働きを、脳の働きとして説明することはできないのである。しかし、そもそも認識とは意識している内容を知る働きなのだろうか。確かに人間は、見えている内容や感じている内容を意識する能力を持ち、その見えている内容や感じている内容から何かを知る能力を持っている。この何かを意識する能力や何かを知る能力を、私は、人間が長い動物の進化の過程で持つようになった能力である、と考える。そして、人間以外の動物が共通に持つ認識能力があり、その認識能力を現在の人間も持っていると考える。何かを意識する能力や何かを知る能力は、動物が共通に持つ認識能力に新しく加わった能力であり、人間を含めた動物は、意識している内容を知る認識能力を持つのではなく、行動と結びついた認識能力を持つと考える。そして、この認識能力は、感覚器官、神経組織、運動組織、脳などの働きによって成り立つのである。

## 脳の働きによって成り立つ認識

私の考えの前提にあるのは進化論である。欧米では、宗教的な理由から進化論に反対する人々も少なくないが、進化論は、日本では、科学的な理論として一般に認められている。人間は、他の動物と類似した脳の構造を持ち、特に哺乳動物とは共通の脳の構造を持つ。人間が、類似した脳の構造を持つ他の動物や共通の脳の構造を持つ他の哺乳動物と、共通の認識能力を持つ、と考えることは自然なことである。もちろん動物の種類によってその認識能力は様々であるが、動物は行動と結びついた認識を行う脳の仕組みを持ち、人間も行動と結びついた認識を行う脳の仕組みを持っている。

見えている内容や感じている内容を認識するためには、それらの内容を意識する働きが必要であると考えるのは、何かを知る能力が認識能力であると考えるからである。しかし動物は、ある意味を持った対象を見た時、その対象の意味や種類を知る能力を持つのではなく、その意味に応じた行動を行う能力を持つ。動物は、見えている内容や感じている内容を意識する能力を持たなくても、自分にとって特定の意味を持った対象の刺激を感じた時、その対象に対して特定の行動を行うことができる認識能力を持つのである。それは、動物の感覚器官、神経組織、運動組織、脳などの働きで成り立つ認識能力である。動物は、自分にとって意味を持った対象の刺激を感じる能力を持ち、その対象の刺激を感じた時、その対象に対して特定の行動ができる能力を持つ。そのような身体的能力によって動物の認識は成り立ち、そこで重要な働きをするのが、刺激を感じる働きと行動を生じさせる働きを結びつける脳の働きである。

そして、哺乳動物は脳を進化させ、自分にとって特定の意味を持った対象の刺激を感じた時、すぐにその対象に対する行動を生じさせないで、その対象に対する行動を制御できる能力を持つようになり、周りの状況を見ながら行動できる認識能力を持つようになる。哺乳動物は周りの状況を見て、考えながら自分の行動を選択できるようになる。その際、哺乳動物は特定の対象の位置などを一時的に記憶できる能力を持つようになるのだろう。あるいは、哺乳動物は、自分にとって意味のある対象の刺激を感じる働きを、後天的に形成できるようになる。それが哺乳動物の持つ記憶の主要な部分である。は虫類までの段階では、意味のある対象の刺激を感じる働きは、先天的に形成されているだけであり、新しくその能力を形成することができない。そして、一部の哺乳動物は意味のある対象をさらに区別して認識できるようになり、その対象の区別に応じた行動を行うことができるようになる。

さらに、人間は脳を進化させ、身体的能力を進化させる。人間は多くの物の使い方を覚え、自ら道具を作り使う能力を持つことによって、様々な対象を区別して認識することができるようになる。そして、人間は言葉を使うことができるようになり、認識能力を飛躍的に進化させる。人間は、言葉を使い仲間とコミュニケーションを行う能力を発達させることにより、言葉で表した内容を情報として知る能力を持つようになるのである。それは、他者に伝えることができ、他者から伝えられる情報の内容を知ることができる能力である。人間は、その言葉で表し他者に伝えることができる情報を、自分自身に伝えることができ、言葉で表した内容を自分でも知ることができるようになる。人間は、目の前に見えている現実のあり様を言葉で表し、その表した内容を情報として知ることができる能力を持つようになるのである。

そして、人間は、言葉で表した内容を情報として記憶できる脳の仕組みを持つことにより、言葉で表した情報の内容を知ることができるようになる。人間が、何かを知ることができ、情報を知ることができるようになるのは、言葉で表した情報を記憶できる脳のメカニズムを持つようになるからである。人間は、その脳のメカニズムを使って、言葉で表した内容を知ることができる状態を作ることができるようになる。人間は、何かを知ることができる意識の働きを持つのではなく、何かを知ることができる状態を作ることができる脳の働きを持つのである。この「言葉で表した内容を記憶できる人間の脳の仕組み」を説明することが、この本の目的である。

## 意識とは

人間は、情報を記憶できる脳の仕組みを持つことにより、言葉で表した情報の内容を知ることができ、自分の今の行動や状態を知ることができるようになる。そして、自分の今の行動や状態を知りながら、人間は、自分の今の感覚内容を意識できるようになるのである。人間は脳を進化させ、認識能力を進化させることによって、自分の感覚内容を意識できる能力を持つことができるのである。人間は、自分の今の行動や状態を、言葉で表した情報・事実として知ることができ、「自分が今何かを見ている」という事実を知りながら、「自分に今どのような内容が見えているのか」という問いを持つことによって、自分に今見えている内容を意識できるようになる。

あるいは、「自分が今何かを感じている」という事実を知りながら、「自分は今どのような内容を感じているのか」という問いを持つことによって、人間は自分が今感じている内容を意識することができるようになる。「自分に今どのような内容が見えているのか」という問いを作ることができるから、自分に今見えている内容を意識することができるのであり、「自分は今どのような内容を感じているのか」という問いを作ることができるから、自分が今感じている内容を意識することができるのである。意識する働きそのものを説明することはできないかもしれないが、人間は、自分の今の行動や状態を、言葉で表した事実として知りながら、自分の今の感覚内容に関する問いを作ることによって、自分の今の感覚内容を意識できるようになるのである。

自分の今の感覚内容を意識できる能力は、自分の今の状態を認識する能力であり、外の世界を認識する能力ではない。ただ、自分の目の前に見えている世界を認識する時、人間は、いつでも目の前に見えている内容を、自分に今見えている内容として、意識することができる、というだけのことである。人間は、目の前に見えている内容を見ている時、いつでも、「自分に今どのような内容が見えているのか」を意識することができる。しかし、目の前に見えている内容を意識する働きによって、何かを見るという認識が成り立つわけではない。見えている内容を意識できる能力は、見えている内容を見るという能力に、付随した能力である。私が目の前に見えている対象の姿を見ている時、その見えている対象の姿を意識する働きによって、その対象を見るという認識が成り立つのではない。動物としての私は、ある対象の姿が見えている時、その対象に対して、その対象の持つ意味に応じた行動を行うことができる。多くの言葉を知っている人間としての私は、その対象の姿が見えている時、その対象の名前を言うことができる。その対象の姿が見えている時、私は、いつでもその対象の姿を意識することができるが、いつでもその対象の姿を意識しているわけではない。その対象の姿を意識しなくても、その対象の姿が見えていることにより、私はその対象を認識して、適切な行動・処理を行うことができるのである。

今目の前に見えている対象から何かを知ろうとする場合も、私は、その見えている対象を意識しながら、何かを知ろうとするわけではない。確かに、その対象が「どのような形態なのか」「どのような色なのか」を意識しながら、私はその対象の姿を見ることもあるのだろう。しかし、それは、その対象が「どのような形態なのか」「どのような色なのか」という問いを持ちながら、その対象の姿をよく見ようとする、ということであり、見えているその対象の姿を意識しているわけではない。意識しながら対象を見るとは、何かを知ろうとする関心・問いを持ちながらその対象を見る、ということである。

そして、私が今目の前に見えている現実のあり様から何かを知ることができるのも、「ど

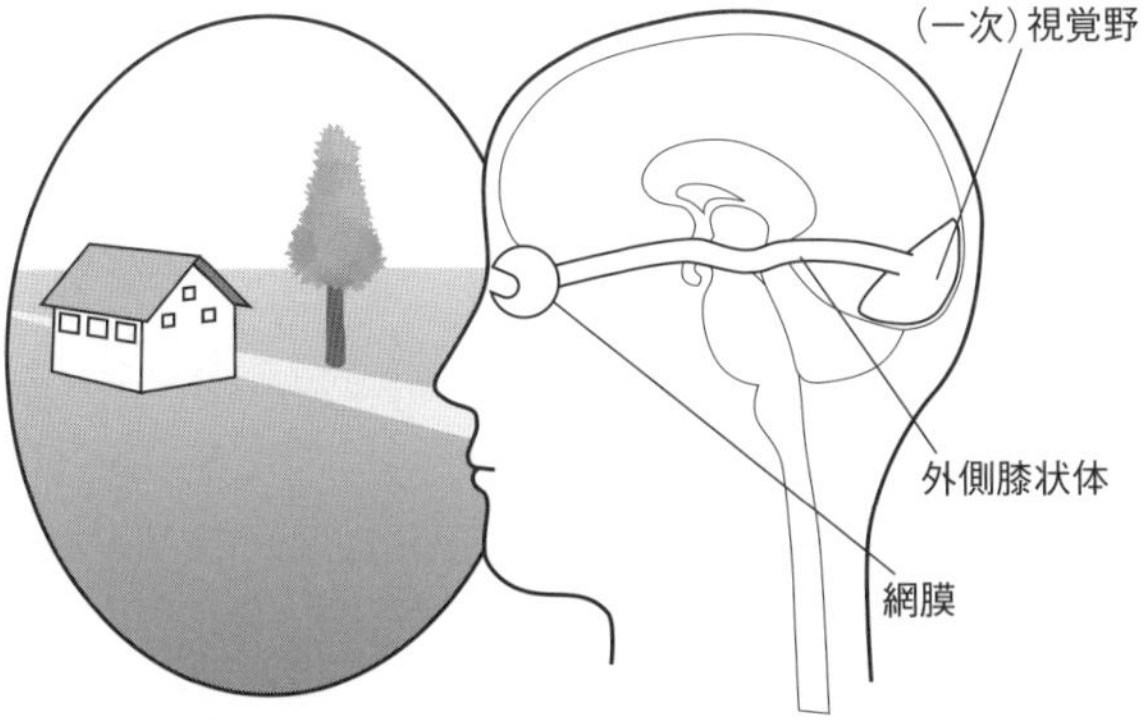


「意識とは何か」という問題は、難解な問題である。しかし、「人間は脳を進化させることによって、他の動物とは異なり、自分の感覚内容を意識できる能力を持つようになる」と私は考える。

人間は言葉を使う能力を持つことによって、「自分が今目の前の景色を見ている」という事実を知ることができ、さらに「自分に今どのような内容が見えているのか」という問いを持ちながら、自分の目の前に今見えている内容を意識することができるようになる。

目の前に見えている内容を意識する働きによって、目の前に見えている景色を見るという認識が成り立つわけではない。目の前に見えている景色を見るという認識は、目や脳の働きによって成り立つ。

こで誰が何をしているのか」というような問いを持ちながら、その現実のあり様を見ることができるからであり、見えている現実のあり様を意識しているからではない。私が今目の前の見えている現実のあり様を視覚的に認識することができるのは、「どこで誰が何をしているのか」というような言葉の形式の問いを持ちながら、その答えとしての場所の種類、人間の種類、行動の種類などを理解することができるからであり、そのような問いを持ちながら、その場所の種類、人間の種類、行動の種類などを理解することによって、私は今目の前に見えている現実のあり様を視覚的に認識することができるのである。人間は、見えている現実のあり様を言葉で表した内容（情報）として認識することができると共に、それを視覚的に認識することもできるのであり、結局、人間は言葉で表した情報を認識できる能力を持つことにより、見えている現実のあり様を視覚的にイメージしながら認識することができるようになるのである。意識している現実のあり様を知ることが、今目の前に見えている現実のあり様を知ることではない。人間は、言葉を使って問いを作ることができるから、その関心を持ちながらその見えている現実のあり様を視覚的に知ることができるのである。

目の前に見えている内容を意識することが、目の前に見えている内容を知ることではない。人間は「自分が今目の前に見えている内容を意識している」という事実を知ることができるようになるが、その事実を知ることにより、今目の前に見えている内容を知ることができるわけではないのである。そこには、自分では意識できない脳のレベルで、見えている内容を認識することができる仕組みがある。そして、人間の子供は、生得的に自分の感覚内容を意識できる能力を持つのではない。人間の子供は、言葉を学び、言葉で表した内容を情報として記憶できる能力を身につけ、その情報の内容を知ることができるようになることによって、自分の今の行動や状態を知ることができ、自分の感覚内容を意識できるようになるのである。人間は、言葉を使いコミュニケーションを行う能力を持つと共に、自分の今の行動や状態を知り、自分の感覚内容を意識できるようになる。それは、人間が、自分の感覚内容を意識している状態を作ることができる能力を持つ、ということである。人間は、脳を進化させ、認識能力を進化させて、自分に今見えている内容や自分が今感じている内容を意識することができる状態を作る能力を持つようになるのである。

## この本の目的

「人間や動物が身体とは別の心を持つのか」あるいは「人間が進化によって心を持つようになるのか」という問題は、私にはわからない。しかし、認識や記憶は、心の働き、意識の働きで成り立つのではなく、脳の働きで成り立つ、と私は考える。意識的なレベルで認識が行われるのではなく、意識できない脳のレベルで認識が行われているのは、明らかなことではないのか。言葉の表現が表す内容を認識する場合も、意識的なレベルでその内容を認識できるのではないことは、明らかである。目の前に見えている内容を人間が意識できるのも、人間がそれを可能にする脳の仕組みを持つようになったからである。現在の心理学や脳科学は、認識や記憶、言葉の理解などの問題に対して、明確な答えを与えない。私がこの本で説明しようとする内容は、科学的な説明とはならないが、脳の進化による認識能力、記憶能力の進化を考えることにも意味があるのではないのだろうか。

私がこの本で説明しようとするのは、「人間はどのようにして言葉の表現が表す内容を知ることができるのか」という問題である。そして、それぞれの言葉を結びつけて表すことができる脳の仕組みが形成されることにより、人間は、言葉の表現が表す内容を記憶することができ、その言葉の表現が表す内容を知ろうとした時に、いつでもその内容を知ることができる、ということを、私はこの本で説明する。人間は、言葉で表した内容を記憶できる脳の仕組みを持つことにより、認識能力・知的能力を飛躍的に進化させたのである。その脳の仕組みを説明するためには、動物がそれぞれの対象を理解する脳の仕組みを説明する必要があり、人間が何かを知ることができる状態を作ることができる仕組みを説明する必要がある。

私はこの本で、動物・人間の「知の進化」を説明する。そして、この「知の進化」を「言葉を使った記憶システムの進化」として説明する。人間は、言葉を使うことにより、様々な情報を記憶でき、その情報の内容を知ることができる脳の仕組みを持つことによって、膨大な知識を持つことができるようになるのである。

この本では言葉を使って表した内容を記憶できる仕組みを説明するが、人間は見た内容を記憶できる能力を持っている。記憶の進化を論じるためには、この見た内容の記憶を説明する必要があるだろうが、この本では簡単にしか説明することができない。見えている内容が一様に記憶できるのではなく、簡単に記憶できる内容と記憶するのが困難な内容があるので、見えている内容を構成し、見えている内容の記憶を可能にする脳の働きがあるはずである。

# 第1章

# 行動と結びついた認識から知る認識へ

## 感じている痛みを意識する働き

家の中で柱に足をぶつけた時、私は自分の足に痛みを感じる。その時、私はその場にしばらくうずくまるか、柱にぶつけた足とは別の足で飛び跳ねる。その時、私は自分の足に感じている痛みを意識することができる。私が自分の足の痛みを感じることができるのは、私の足にたくさんの神経細胞があるからである。その神経細胞が外部からの刺激を受けることで、その刺激が情報・信号として私の脳に送られ、私は自分の足に痛みを感じることができ、その痛みを意識することができる。

しかし、私（の脳）が私の足の痛みを感じる前に、私の身体は、その痛み・外部からの刺激を避けるための行動を行うことができる。たとえば、手や足が熱い物体に触れた時、私の脳に痛みの信号（情報）が送られる前に、私の脊髄がその信号を認識して、手や足を引っ込めるという反射的な行動を生じさせる。人間は自分の手や足に痛みを感じる前に、反射的な行動を行う身体的能力を持っている。私が柱に足をぶつけた時、片足で飛び跳ねるのも、身体が倒れないようにするための反射的な行動だと思われる。

身近な哺乳動物である犬も、人間と同じように、自分の足が痛みを与える物体に触れた時、その物体を避けようとする行動を反射的に行う。そして、反射的な行動だけではなく、犬は身体の特定の部分に痛みを感じながら、その部分をかばう行動やその部分の痛みを和らげる行動を行うことができる。この時、犬は自分が今身体に感じている痛みを意識しているのだろうか。自分が今身体に感じている痛みを意識しなくても、犬は自分の身体に痛みを感じることによって、適切な行動を行うことができる。

人間を含めた哺乳動物は、自分の身体の痛みを感じることにより適切に行動する能力を持っている。感じている痛みに対して、それを意識する働きが痛みを感じる働きなのではなく、感じている痛みに対して適切に行動する働きが、哺乳動物が痛みを感じる働きである。

人間が今自分の身体に感じている痛みを意識することができるのは、「自分は今痛みを感じている」という事実を知ることができ、さらに「自分は今どのような痛みを感じているのか」という問いを作ることができるからである。人間以外の動物は「自分は今痛みを感じている」という事実を知る能力を持たず、「自分は今どのような痛みを感じているのか」という問いを作る能力も持たない。そのため、犬などの動物は、自分が今身体に感じている痛みを意識することができない。

人間は言葉を持ち、言葉で表した内容を一つの事実として知る能力を持つので、自分の今の行動や状態に関する事実を知ることができる。そして、さらに「自分は今どのような痛みを感じているのか」という問いを作り、そのような関心を持ちながら、人間は自分が今感じている痛みを意識することができるのである。

## 意識する働きと認識する働き

自分の感覚内容を意識できる能力は、生物の進化によって人間が持つようになった能力である。人間は言葉を使うことにより、言葉で表される事実・情報の内容を知ることができるようになり、自分の今の状態を言葉で表すことができる事実として知ることができるようになる。そして、自分の今の感覚内容に関する問いを作りながら、自分の今の感覚内容を意識できるようになるのである。

感じている痛みを意識できる能力と同じように、自分に今見えている内容を意識できる能力も、進化によって人間が持つようになった能力である。言葉を使い言葉で表した事実・情報の内容を知る能力を持つことによって、人間は「自分は今目の前の様子を見ている」という事実を知ることができ、「今自分の目の前にどのような内容が見えているのか」という問いを作りながら、今自分の目の前に見えている内容を意識することができる。

人間は、いつでも、自分の今の状態を知ることができ、いつでも「今どのような内容が見えているのか」という問いを持ちながら、自分に今見えている内容を意識することができる。しかし、人間は生まれながらにして、自分の今の状態を知り、自分に今見えている内容を意識できる能力を持つわけではない。人間は言葉を習得し、言葉を使って他者とコミュニケーションする中で、情報の内容を知る能力を獲得する。言葉を習得し情報の内容を知る能力を獲得しなければ、人間は自分の今の状態を知ることができず、自分に今見えている内容を意識することができない。

そして、目の前の様子が見えるのは、その見えている内容を意識する働きとは別の働きである。見えている内容を意識する働きによって、目の前の様子が見えているのではない。目の前の様々な光の刺激を左右の目で感じ、その信号を処理する脳の働きによって、私は目の前の風景を見ながら適切に行動することができ、目の前の風景から様々な内容を知ることができる。さらに、目の前の風景がそのまま立体的に見えるのは、立体空間を見ることを可能にしている脳の働きがあるからである。

人間は、今目の前に見えている内容から何かを知る能力を持ち、その見えている内容をいつでも意識できる能力を持つ。しかし、それ以前に人間は、目の前の様子をそのまま立体的に見える内容として作り出すことができる感覚器官・神経組織・脳の働きを持っている。そして、見えている内容から何かを知ることができる能力を持つ以前に、人間は、目の前の様子を見て適切に行動できる、動物共通の認識能力を持つ。人間以外の動物は、自分に今見えている内容を意識できなくても、適切に行動できる能力を持っている。見えている内容を意識しながら何かを知ることができなくても、目の前の様子を見て適切に行動できる認識能力を、動物は持つのである。

## 動物の認識能力

動物は、特定の意味を持った対象の刺激を感じる能力を持ち、その刺激を感じた時、その対象に対して特定の行動を行う能力を持つ。それは、動物が特定の行動ができる対象の刺激を感じる能力を持つ、ということであり、それが動物の持つ認識能力である。特定の意味を持った対象の刺激を感じた時、特定の行動ができる対象の刺激を感じた時、動物はその対象に対して特定の行動を行うことができる。視覚によって自分にとって特定の意味のある対象を見つける能力を持った動物は、その対象の外見が見えた時点で、その対象を理解して、特定の行動を行うことができる。動物は、行動と結びついた認識能力を持ち、それを可能にする感覚器官・神経組織・運動組織・脳を持つのである。見えている対象の外見を意識する働きが、その対象を認識する働きなのではない。見えている対象の外見を意識できなくても、動物は自分にとって特定の意味を持った対象を見つけて、適切に行動することができるのである。

多くの動物は、食べられる対象の刺激を感じる働きを先天的に持ち、その刺激を感じた時、その刺激の対象に近づき食べようとする行動を行う。そして、進化した一部の動物（哺乳動物・鳥など）は、食べられる対象の刺激を感じる働きを後天的に形成できるようになり、その刺激を感じた時、その刺激の対象を食べようとする行動ができるようになる。食べられる対象の刺激を感じた時、それを意識しながら知る働きが動物の持つ認識能力なのではなく、それに対して食べようとする行動ができる能力が動物の共通に持つ認識能力である。

動物の認識は何かを知るための能力ではなく、適切に行動するための能力である。動物は自分の感覚内容を意識しながら何かを知る能力を持たない。人間は進化することにより、何かを知る能力や自分の感覚内容を意識できる能力を持つようになるのである。そして、人間も、他の動物と同じように、適切に行動するための認識能力を持ち、それを可能にする脳の仕組みを持つ。

私の目の前に今一本のボールペンが見えている。私は、その見えているボールペンの外見を意識しながら、いつでも何かを知ろうとしているわけではない。「それは何か」「それはどのような形・色なのか」という関心を持ち、その見えている外見を意識しながら見なくても、私はそのボールペンを見つけて、それを手に取り、それを使って、今考えている文章を紙に書くことができる。特にそのボールペンの使い方を思い出して知るわけでもない。人間は自分がすでに知っている対象が見えた時、すぐにそれを識別して、その対象の種類に応じた適切な行動を行うことができる脳の仕組みを持っている。見えている対象の外見に対して、それを識別する脳の処理が働くことにより、人間はその対象の種類に応じた適切な行動を行うことができる。

見えている対象の外見に対して、それを意識しながらその対象が何であるのかを知り、その対象の使い方、扱い方を思い出して知ることにより、人間はその対象を使うこと、扱うことができるわけではない。自分が関わる対象ごとに、いつでも何かを知る必要があるのでは、人間は日常生活を円滑に送ることができない。見えている対象の外見に対して、それを識別する脳の処理が働き、人間はその対象の種類に応じた行動を行うことができるのである。

## 対象の位置を見る働き

そして、見えている対象の外見に対して、それを識別する働きのほかに、それを記憶に残る内容として見る働きがある。それは見えている空間的な内容をそのままの内容として見ようとする働きである。

目の前にサッカーボールが見えていて急に見えなくなった場合、私はその周りを見ながら、不思議な気持ちになるだろう。私は目の前に何かが見えていたことを記憶している。そのサッカーボールが在った位置に、何かが見えていたことを記憶している。私は、さらに、そこに見えていたサッカーボールの外見・形を思い出すことができるかもしれない。そのサッカーボールが見えていた位置とその外見を私が思い出すことができるのは、その目の前に見えていたサッカーボールを私が意識していたからではない。サッカーボールよりも複雑な形をした対象、たとえば私のノック式のボールペンが見えている場合、見えているそのボールペンの外見をはっきり意識することができても、私はそのボールペンの外見を簡単には思い出すことができない。複雑な記号や模様が見えている場合は、それを意識できてもそれを記憶して思い出すことは非常に難しい。目の前に見えている対象の外見が意識できても、その外見を記憶できる場合と記憶できない場合がある。

目の前に何かが見えている時、その見えている対象の形を意識する働きによって、その見えている形が記憶できるのではない。単純な形、よく知っている形が記憶できるのは、私が自らの働きでその形を構成し作り出すことができる脳の働きを持つからである。その形が見えている時、そこからの光の刺激を左右の目を通して感じるだけではなく、その光の刺激の情報を構成し、自らの働きで作り出して見ることができることにより、その形を記憶に残る内容として見ることができる。

もともと動物は、特定の意味を持った対象の刺激を感じて行動する働きしか持たなかったのではないか。そして、視覚によって感じる刺激を、そのままの内容として（一時的に）記憶に残る内容として見ようとする働きは、哺乳類や鳥類の段階で、特定の意味を持った対象を見つけた時に、その対象の位置を見ようとする働きとして生まれるのだろう。特定の意味を持った対象を見つけた時、彼らはその対象の位置を立体的な空間の中で見ようとする行動様式を持つようになる。

哺乳動物、鳥は大脳を発達させ、立体空間の中で対象の位置を認識する能力を持つようになる。視覚的に感じられる刺激を、立体空間の中で見ることを可能にする脳の処理が働くことによって、我々は立体空間の中で様々な色や形を見ることができる。対象の姿が立体空間の中で見えている時、我々はその立体空間の中の位置を自らの働きで作り出すことができ、その位置を一時的に記憶することができる。その対象の位置を見ようとした時、その位置を構成し自らの働きで作り出すことができるので、その位置を一時的に記憶できるのである。その位置を自らの働きで作り出して見ることができなければ、その位置は一時的にも記憶することはできない。

哺乳動物は特定の意味を持った対象を見つけ、その対象の位置を見ようとした時に、その位置を構成し自らの働きによって作り出すことができ、その対象の位置を一時的に記憶することができるようになる。特定の意味を持った対象を見つけた時、その対象の位置を一時的に記憶できる状態で、哺乳動物はその対象に対する行動を行うことができるようになる。哺乳動物はその対象に対する行動を制御する能力を持つようになり、その対象の位置を一時的に記憶しながら周りの状況を見ることができ、自分の次の行動を判断できるようになるのだろう。

目の前から感じられる光の刺激を、左右の目で立体的な内容として構成することができるだけで、立体的な世界が見えるわけではない。左右の目が顔の側面にあり両眼視による立体視ができない哺乳動物でも、物の大きさやその場所の記憶などにより、立体空間の中の対象の位置を見ることができるのだろう。立体空間を見ることを可能にするのは、目などの感覚器官の働きであると共に、自ら立体空間を作り出すことができる脳の働きである。目などの感覚器官が感じた光の刺激を、自ら作り出すことができる立体空間の中で捉えて見ることができる脳の働きがある。光の刺激として感じられる対象の位置を、自ら作り出した立体空間の中で見ることができ、自ら作り出すことができる立体空間の中で一時的に記憶することができる脳の働きがある。我々は目の前に見えている対象の位置を、自ら作り出すことができる立体空間と共に作り出すことができ、その立体空間の中の対象の位置を一時的に記憶に残る内容として見ることができる。

そして、哺乳動物が、見えている対象の外見・姿を記憶する能力を持つようになるのも、特定の意味を持った対象の位置を一時的に記憶できる状態で見ようとするためなのだろう。立体空間の中に見えている対象の姿を、自らの働きで構成でき、自らの働きで作り出して見ることができることにより、その対象の位置を一時的に記憶しやすくなる。立体空間の中の位置を自ら作り出す働きの代わりに、その位置にその対象の姿を構成し自ら作り出す働きを持つことにより、特定の対象の位置を一時的に記憶できる状態で見やすくなるのだろう。哺乳動物は、よく知っている特定の意味を持った対象の姿が見えた時、立体空間の中で視覚的に感じられる刺激を構成し、自らの働きでその対象の姿を作り出して見ることができるようになる。

## 立体空間を見る働き

対象の姿が立体的に見える場合、その対象の姿を立体的に構成する脳の処理が働いている、ということはわかりやすいだろう。目の前に在る対象からの光の刺激が、私の網膜にその像を作る時、それは平面的な像である。そこから立体的な対象の外見が見えるためには、その平面的な形を立体的に構成する脳の処理が必要である。単に左右の目に見える対象の角度の違いにより、立体視が可能になるだけではなく、そこには左の目に見える内容と右の目に見える内容を統合する脳の処理が必要であり、それによって対象の外見を立体的に見ることができるのである。紙に描かれた立方体の絵を見た時、私にはそれが立体的な形・立方体に見える。私に、それが紙に描かれた何本かの線に見えるのではなく、立体的な形に見えるのは、それを立体的に構成する脳の処理が働いているからである。そして、立体的に見えていた形が簡単に記憶でき、再び思い出して見ることができる。

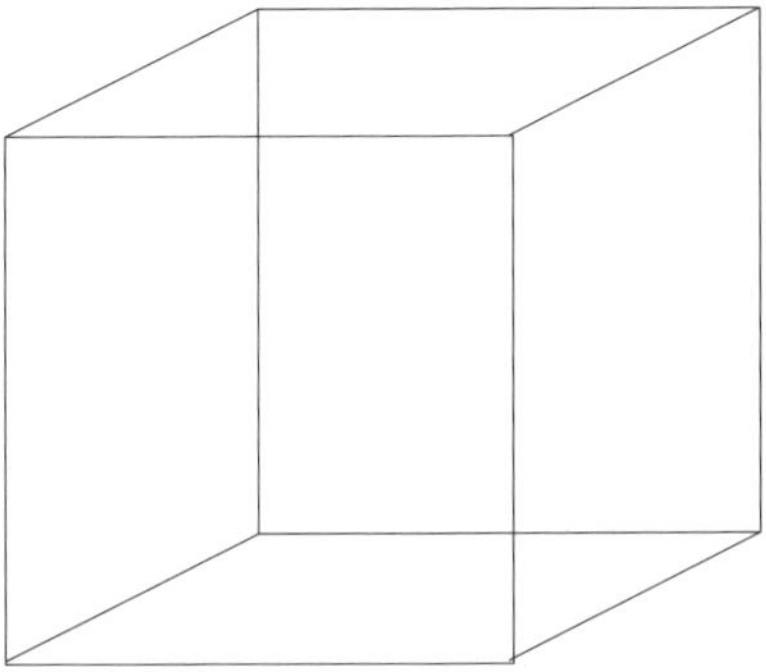

・私にはこの紙に描かれた立方体が立体的に見える。
・このような空間（建物）の中で行動する場合も、私には
その中の壁や柱などが立体的に見える。

対象の外見が立体的に見えるのは、その対象の外見だけではなく、その対象を含めた周りの空間を立体的に見ようとするからである。一つの対象の外見を見る場合、我々は、その対象の外見を立体的に見ないで平面的に見ている。立体空間の中で一つの対象を見る時、我々は、その対象の外見を平面的に見ようとするのである。それに対して、我々は、行動している時、一定範囲の空間・場所を、立体的に見ようとする場合が多い。特に、建物の中で行動する場合、我々は、自分の周りの空間を立体的に見ることによって、その建物の中でスムーズに行動することができる。意識的に立体的に見ようとしなくても、周りの空間は立体的に見え、壁や柱が立体的な空間を作り出している。この時、我々は、立体空間を見るだけではなく、その中に見えている壁や柱などを

立体的に構成しながら見ているのである。

我々は、立体空間を自ら作り出し、その中のそれぞれの位置を一時的に記憶に残る内容として見ることができるだけではなく、立体空間と共に壁や柱などを立体的に構成し、その構成した内容を自ら作り出して見ることができるのである。哺乳動物は、特定の対象の姿をそのままの内容として見る働きと共に、その背景となる空間、その場所の空間をそのままの内容、一時的に記憶に残る内容として見る能力を持つようになる。哺乳動物は、特定の意味を持った対象を見つけて行動する前に、目の前に見えている内容を、構成し自ら作り出すことができる内容として見ようとする認識を行うようになる。哺乳動物は、行動のための認識能力と共に、見えている内容をそのまま見ようとする認識能力を持つようになるのである。

## 知るという能力

そして、人間は、その内容を見るという認識能力に加えて、その内容を知るという認識能力を持つようになる。私は、目の前に見えている対象の形を構成し、自ら作り出して見ることにより、その対象の形をそのままの形として見ることができる。この時、私は「その対象はどのような形なのか」を知ることができる。私は、自らの働きで作り出すことができる対象の形を見る時、その対象の形を知ることができる。それは、私が「その対象はどのような形なのか」という問いを作ることによって可能になる。「その対象はどのような形なのか」という問いを作った時、その対象の形を自ら作り出して見ることができることにより、私はその問いに対する答えとしての内容（対象の形）を知ることができるのである。「その対象はどのような形なのか」という問いを作る働きと、その対象の形を作り出す働きを、しばらく持ち続けることによって、私はその問いに対してその答えの内容を知ることができる。その問いを作った時、いつでも私は、その答えの内容を知ることができるのである。私は、その問いを持ち続ける間、その答えの内容を知ることができる。あるいは、その問いを持ち続けることによって、私は、その問いに対する答えの内容をいつでも知ることができる状態を作ることができるのである。

人間は、問いを作る働きと、その答えの内容を作り出す働きを持つことにより、何かを知るという能力、問いに対する答えの内容を知るという能力を持つようになる。それは、人間が、問いに対する答えの内容を知ることができる状態を作ることができる、という能力である。目の前に見えている対象の形を構成しながら、その構成し作り出すことができる内容を見る働きに加えて、「その対象はどのような形なのか」という問いを作る働きを持つことによって、人間は、その問いを作った時に、その問いに対する答えの内容を知ることができるようになるのである。人間は、意識している内容を知るという意識の働きを持つのではなく、その問いに対する答えの内容を知ることができる状態を作ることができる脳の働きを持つのである。

そして、人間は言葉を使うことにより、「その対象はどのような形なのか」という問いを作ることができる。言葉を使うことにより、人間は問いを作り、その問いに対する答えの内容を知ることができるようになる。さらに、人間は見ることができる内容だけではなく、言葉で表した内容を知ることができるようになる。

私は、今目の前に見えている対象の色を、知ることができる。「その対象はどのような色なのか」という問いを作った時、その対象の色を作り出して見る働き（イメージする働き）を持ち、その問いに対する答えの内容を知ることができる。あるいは、色をイメージするのは難しいので「その対象は何色なのか」という問いを、私は作るのかもしれない。「その対象は何色なのか」という問いに対して、私は、その色の種類に応じた言葉を表し、その表した言葉から、その問いに対する答えとしての色の種類を知ることができる。私は「その対象は何色か」という問いに対して、その答えとしての色の種類を知ることができる。私は、その問いに対して、その対象の色の種類を理解し、その色の種類に応じた言葉を表し、さらに、その表した言葉を聞くことによって、その問いに対する答えとしての色の種類を知ることができるのである。その時、私は、自ら表した言葉を（聞いて）知るのではなく、その色の種類を知るのである。そこには、問いに対する答えとしての色の種類を知ることができる脳の仕組みがある。

「その対象は何か」という問いを作った場合にも、同じことが言える。「その対象は何か」という問いを作った時、その対象の名前（その対象の種類に応じた言葉）を表し、その表した名前を聞くことによって、私は、その問いに対する答えとしての対象の種類を知ることができる。あるいは、その問いを作った時、その対象の名前を表す代わりに、その対象に関して記憶している内容・事柄を表し、その表した内容を認識することによっても、私は、その問いに対する答えの対象の種類を知ることができるのである。

## 問いに対する答えを知る仕組み

目の前に見えている対象に対して、「その対象は何か」という問いを作った時、我々は、その対象を識別して、その対象の種類に応じた言葉を表すことができ、その表した言葉を聞くことによって、その問いに対する答えの対象の種類を知ることができる。それは、単に「その対象は何か」という問いを作った時、その対象の種類に応じた言葉を表し、その表した言葉から、その問いに対する答えの対象の種類を知ることができる、というだけのことではない。その問いに対する答えの対象の種類を知ることによって、その問いに対して、その答えの対象の種類を理解して、その対象の種類に応じた言葉を表わす働きが一時的に形成され、その問いに対する答えの対象の種類を知ることができる状態が一時的に作られるのである。

それは、その問いに対する答えの対象の種類を知ることによって、その問いに対して、その答えの対象の種類を知ることができる仕組みが一時的に形成される、ということである。「その対象は何か」という問いに対して、その答えの対象の種類を理解して言葉を表わす働きが生まれ、その答えの対象の種類を知ることができる仕組みが一時的に形成される。しかし、「その対象は何か」という問いはあまり意味を持たない問いで、それは「今問題になっている対象は何か」という問いと同じ意味であり、一時的にしか有効ではない。それに対して「ある特定の人間が持っている対象は何か」という問いを作り、その答えの対象の種類を知ることができた場合、その問いに対してその答えの対象の種類を知ることができる仕組み

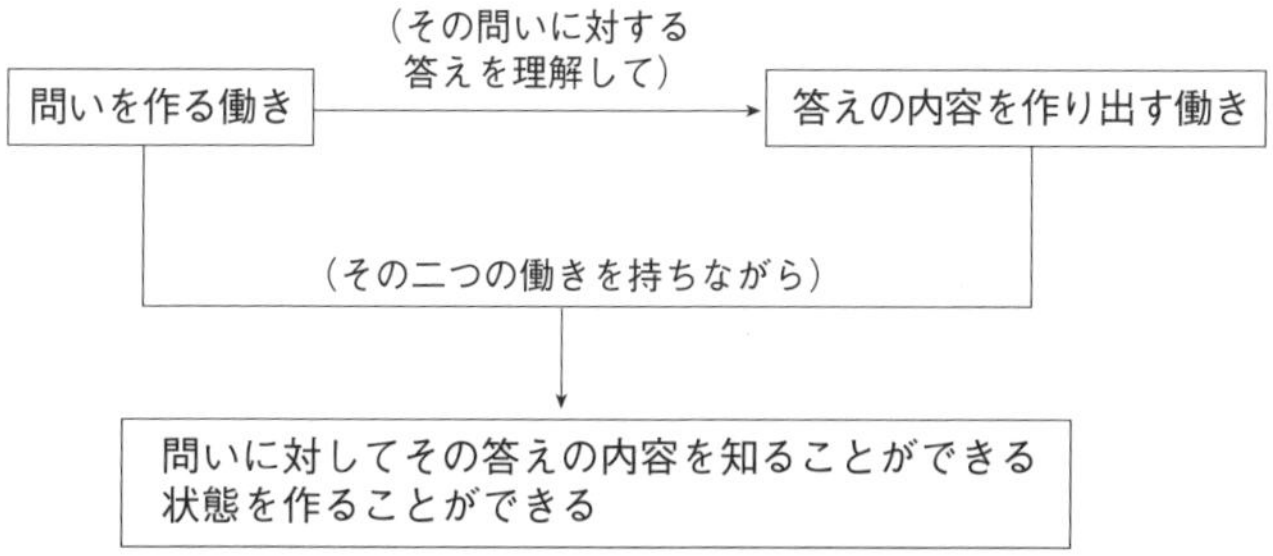


・人間は問いを作ることにより、その答えの内容を知ることができる

が形成され、時間が経っても、その問いを作ることができ、その問いに対してその答えの対象の種類を知ることができる。問いに対する答えの対象の種類を知ることができる仕組みは、情報の内容を知り、情報を記憶できる脳の仕組みである。

人間は、言葉を持つことにより、様々な問いを作り、様々な情報・事実を知ることができるようになり、様々な情報・事実を記憶できるようになる。そして、人間は、対象の種類に応じた言葉を表すことができるだけではなく、色の種類、性質の種類、行動の種類、状態の種類に応じた言葉などを表すことができ、その表した言葉から、色の種類、性質の種類、行動の種類、状態の種類などを知ることができる。

ここで、私は、「何々の種類」を表す言葉として「カテゴリー」という言葉を使いたい。日本語には適切な言葉がないので、分類・区分された一つの項目という意味で、この「カテゴリー」という言葉を使う。「その対象は何か」という問いに対する答えとして、我々は、その対象に関する内容を知るのではなく、その対象の種類を知るのであり、分類・区分される対象の一つの項目・カテゴリーを知るのである。

## 言葉が表す情報の認識

我々は、目の前に見えている現実のあり様を、言葉を使わずに認識することができ、その認識した内容を言葉で表しているわけではない。我々は、目の前に見えている現実のあり様を、そのまま視覚的にイメージしながら認識しようとする場合でも、一定の言葉の形式の問いを作り、物や人間の種類（カテゴリー）、状態や行動の種類（カテゴリー）、場所の種類（カテゴリー）などを理解する必要があり、その言葉の形式で、そのそれぞれのカテゴリーを結びつけた内容を認識する必要がある。それが可能なのは、我々が、言葉で表した情報を認識できる能力を持っているからである。

我々は、目の前に見えている現実のあり様に対して、「どこに何が在るのか」「どこで誰が何をしているのか」というような言葉の形式の問いを作り、その問いに対する答えとしてのそれぞれのカテゴリーを理解して、そのカテゴリーに応じたそれぞれの言葉を、その言葉の形式で表すことができる。そして、その表した言葉の表現から、その言葉の形式の問いに対する答えとしてのそれぞれのカテゴリーを、その言葉の形式で知ることができ、その情報を認識できるのである。そして、さらに「どこで誰が何をしているのか」というような問いに対して、その答えとしてのそれぞれのカテゴリーを知ることができる仕組みが形成されることによって、我々はその情報を記憶することができる。あるいは、その情報を記憶できる脳の仕組みが形成されることにより、我々はその情報の内容を知ることができ、その情報を認識することができるようになるのである。

そして、他人が表わした言葉の表現を聞いた時も、我々は、そのそれぞれの言葉が表す内容を知ろうとするだけではなく、「どこで誰が何をしたのか」というような言葉の形式の問いを作り、その問いに対する答えとしてのそれぞれのカテゴリーを知り、その言葉の表現が表す情報・事実を認識しようとするのである。

人間は、言葉の形式の問いに対する答えとしてのそれぞれのカテゴリーを、その言葉の形式で知ることによって、その情報の内容を知ることができ、その情報を記憶することができる。人間は、言葉を使った仲間とのコミュニケーションの中で、問いを作り情報の内容を知ることができるようになる。人間は、情報の内容を知り、情報を記憶することができる脳の仕組みを持つようになるのである。

その仕組みを説明する前に、次の章では、動物の認識能力の進化を説明し、人間が対象を理解する脳の仕組みについて説明しながら、言葉がどのようにして生まれるのかについて説明する。

# 第2章

# 認識を可能にする脳の仕組みとその進化

## 認識能力の進化と脳の進化

外界からの刺激を感じることによって、動物の認識は始まる。特定の刺激を感じた時、何かを知る能力ではなく、何かを行う能力が、動物の持つ認識能力である。自分にとって意味のある対象の刺激を感じて行動する能力、特定の行動ができる対象の刺激を感じる能力を、すべての動物は持っている。

ゾウリムシなどの単細胞生物でも、光や化学物質などの刺激に対して、一定の反応をする働きを持っている。多細胞の動物になると、刺激を感じる受容器、その刺激からの情報を処理する神経組織、反応を行う効果器が分化するが、単細胞生物と同じように、光や化学物質などの刺激に対して、一定の反応をする働きを持っている。この一定の刺激に対して一定の反応をする行動は、走性と呼ばれている。多くの動物は、光の刺激に対して近づく反応を行い（正の走性）、ミミズやゴキブリなどの一部の動物は、光の刺激に対して遠ざかる反応を行う（負の走性）。さらに、多細胞の動物は、生存にとって必要な対象の刺激や、生存にとって危険な刺激を感じて、一定の行動を行う認識能力を持つようになり、脳を発達させる。中でも独自の進化を遂げた昆虫類は、独特な感覚器官と脳を発達させ、優れた認識能力を持っている。彼らは、様々な環境に適合し生存するための不思議な能力を身につけている。

この昆虫類と別の枝で進化したのが脊椎動物である。脊椎動物の脳は、大脳、間脳、中脳、小脳、延髄に分化し、共通の構造を持ち、進化につれて大脳を発達させるようになる。魚類、両生類、は虫類では、間脳、中脳、延髄などの脳幹と呼ばれる部分が、主として認識能力に関係し、さらに大脳の中でも辺縁系と呼ばれる部分がこの認識能力に関係するようになる。この段階では、生存にとって意味を持った特定の対象の刺激を感じて、その対象に対して特定の行動を起こさせる仕組みが、脳幹、大脳辺縁系などに生得的に形成されている。特定の意味を持った対象の刺激を感じた時点で、その刺激の方向、対象に対して、特定の行動を起こさせる脳の働きが生じる。これらの動物は、生存にとって必要な行動と結びついた認識を行う。

そして、哺乳類、鳥類になると、大脳がさらに大きくなり、大脳新皮質と呼ばれる部分が発達し、感覚野、運動野、連合野などが形成され、外界からの刺激を感じて行動を起こさせる認識能力が進化する。哺乳類、鳥類は、この感覚野や連合野、大脳辺縁系などによって、特定の意味を持った対象の刺激を感じる仕組みを、新しく形成できるようになる。外界からの様々な刺激を、この感覚野や連合野などによって処理できるようになり、自分にとって意味を持った対象の刺激を感じる働きを、新しく形成できるようになり、哺乳類、鳥類は記憶能力を持つようになる。は虫類までの段階では、認識は生得的な能力であり、新しい刺激を感じる能力は形成されないのだろう。そして、それによって、哺乳類、鳥類は新しい能力を持つようになる。

## 哺乳動物の脳の進化と感情、欲求

は虫類までの段階では、特定の意味を持った対象の刺激を感じる働きと、特定の行動を起こさせる働きが結びついているため、その刺激を感じた時すぐに行動する仕組みになっている。それに対して、特定の意味を持った対象の刺激を感じる働きが新たに形成されることにより、特定の刺激を感じる働きと、実際に行動を起こさせる働きがすぐには結びつかなくなる。そして、特定の刺激を感じる働きと、生得的・本能的な行動を起こさせる働きの間を結びつけるための、ネットワークが形成されるようになる。特定の刺激を感じた時、そのネットワークが活性化し、その生得的・本能的な行動ができる状態が作られるようになる。

このネットワークが形成されることにより、特定の刺激を感じた時、まずこのネットワークが活性化し、すぐに行動を行わなくても、その生得的・本能的な行動を行うことができる状態が作られるようになる。それは、大脳新皮質の感覚野、連合野、運動野、大脳辺縁系などと、脳幹を結びつけるネットワークである。哺乳類は、このネットワークを活性させることによって、生得的・本能的な行動を制御できるようになる。生得的・本能的な行動には、生存に不可欠な行動と、適切に生存するために必要な行動がある。食べるという行動は、生存に不可欠な行動であるが、食べ物を見た時に反射的にすぐに行動しなくても、このネットワークを活性化させ、食べるという行動がいつでもできる状態を作ることができる。哺乳類は食べ物を見た時、食欲が活性化している状態を作ることができる。あるいは、自分にとって危害を与え、それに対して攻撃すべき対象の刺激を感じた時、哺乳類はこのネットワークを活性化させ、その対象に対していつでも攻撃できる状態を作ることができる。それは怒りの感情である。哺乳類は感情を持つようになり、特定の刺激を感じた時、このネットワークが活性化し、特定の感情が活性化している状態を作って、適切に生存するために必要な行動がいつでもできる状態を作ることができるのだろう。

　感覚野、連合野、運動野、辺縁系などと、脳幹を結びつけるネットワークの活性化が、欲求の活性化、感情の活性化として、哺乳類の行動をコントロールする働きとなる。そして、このネットワークが活性化し、特定の行動ができる状態が、哺乳類が対象の意味を理解している状態である、と言えるのではないか。それは、その対象に対する行動の仕方を理解している状態である。食べ物を見た時、食欲が活性化し、その対象を食べるという行動がいつでもできる状態が、「食べられる対象」というその対象の意味を理解している状態である。危険な対象を見た時は、恐怖の感情が活性化し、「逃げるべき対象」というその対象の意味を理解し、危害を与える対象を見た時は、怒りの感情が活性化し、「攻撃すべき対象」というその対象の意味を理解する。哺乳類は、その対象の意味を理解している状態で、その対象の位置やその周りの状況を見ながら、その対象に対する行動を行うことができる。

人間も生得的・本能的な行動と結びついた認識能力を持っている。空腹の状態で食べ物を見た時や食べ物のにおいを嗅いだ時、食欲が活性化し、その対象や刺激の意味を理解することができる。その対象の分類・種類を理解する働きとは別に、その対象の意味、生得的・本能的な行動の仕方を理解する仕組みを、人間は持っているのである。

動物の学習・記憶に関する実験として「パブロフの条件反射」は有名である。犬にえさを与える直前にベルを鳴らす実験を繰り返し行うと、犬はベルの音を聞いただけで唾液を分泌するようになる。普通、犬の口にえさが入ると、延髄の唾液分泌中枢が活性化し、反射的に唾液が分泌される。それが、ベルの音を聞いただけで、反射的に唾液が分泌されるようになるというのである。しかし、犬は実際にえさが口に入らなくても、えさを見ただけで唾液を分泌させるのだろう。えさを見ることによって食欲が活性化し、そのえさに対して食べるという行動ができる状態が作られる。同じように、犬はベルの音を聞いた時、食欲が活性化し、えさを食べようとする行動を準備しているのである。犬はそのベルの音の意味を理解できるようになったのである。えさのにおいを嗅いでそのにおいの意味を理解するように、ベルの音を聞いてその意味を理解できるようになったのである。ベルの音を処理する感覚野の聴覚中枢と、唾液を分泌する延髄の唾液分泌中枢の結びつきが形成される、という考え方よりも、ベルの音を識別する感覚野の聴覚中枢と、本能的な行動を生じさせる脳幹、大脳辺縁系の結びつきが形成される、という考え方のほうが正しいのではないか。

## 対象の認識と行動を結びつける脳のネットワーク

特定の刺激を感じ識別する働きと、生得的・本能的行動を生じさせる働きが結びつき、脳の中のネットワークが形成されることによって、哺乳類は特定の対象を記憶し、その対象の意味を理解できるようになる。そして、さらに一部の哺乳動物は、対象の種類ごとの行動ができるようになる。同じ意味を持った対象をさらに分類区分して、その対象の種類ごとの行

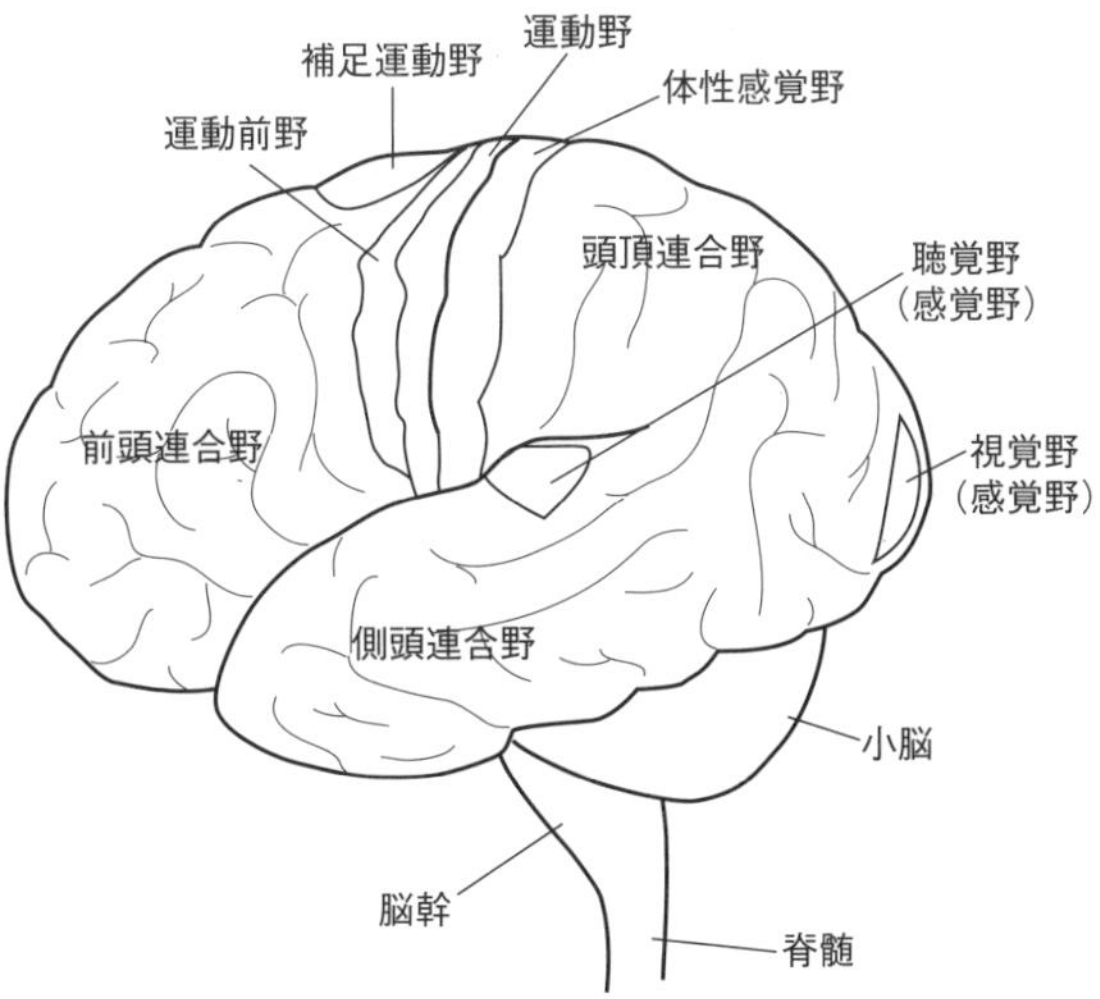


（人間の脳の概略図）

・は虫類の脳とも呼ばれる脳幹は，脳の中央部まで達し
　そのまわりに大脳辺縁系が形成されている。
・人間の場合，大脳新皮質の連合野が特に発達し，
　大脳新皮質の75％をこの連合野が占める。

動ができる能力を、哺乳動物は持つようになる。それは、哺乳動物が、外界からの刺激を大脳新皮質の感覚野、連合野などで処理した時、脳幹を介さずに、大脳新皮質の運動野などから直接脊髄に（行動の）信号を送り、身体を動かすことができる仕組みを持つようになる、ということである。そして、特定の刺激を感じ識別する感覚野、連合野などの働きと、運動野などの働きとのネットワークが形成され、その刺激を持った対象ごとの行動ができるようになる。特定の対象の刺激を感じ識別する働

きが、その対象の種類に応じた行動を生じさせる働きと結びつき、そのネットワークが形成されるのである。我々は、特定の種類の対象を見つけた時、その対象を識別する処理が働き、そのネットワークが活性化している状態で、その対象の種類に応じた行動ができる。

そして、特定の対象の刺激を感じ、それを識別する処理が働き、その対象の種類に応じた行動ができる状態が、その対象（の種類）を理解している状態である。それは、脳の中で、対象を識別する働きと行動を生じさせる働きを結びつけるネットワークが活性化している状態である。その対象の刺激を感じて識別する働きが形成され記憶され、その対象の種類に応じた行動を生じさせる働きが形成され記憶される時、その二つの働きを結びつけるネットワークが脳の中で形成される。その時、その対象は記憶され理解されるようになる。

しかし、対象の種類ごとの行動ができる、と明確に言えるのは、人間だけなのかもしれない。他の哺乳動物は、それぞれの対象を識別できても、それぞれの対象を区別して扱うことができるわけではない。他の哺乳動物は、自分にとって特別の意味を持った対象に対してだけ、特別な扱い方・行動の仕方を記憶するのだろう。人間が、様々な対象を区別して理解できるようになるのは、それぞれの対象を区別して扱うことができるからである。そして、同じ扱い方ができる対象が、同じ対象として分類されることも多いのだろう。人間は、道具を作る能力を持ち、様々な対象の様々な扱い方・使い方を記憶することができる。

## 言葉の誕生

人間は、様々な対象を区別して理解でき、それぞれの対象を区別して扱うことができる。人間は、様々な対象の扱い方・使い方を習得し、様々な対象を理解し記憶できるようになる。そして、多くの記憶を持つようになった我々人間は、さらに多くの対象を区別して理解できるようになる。人間は、その対象の種類に応じた扱い方・使い方を記憶するだけではなく、その対象の種類に応じた内容（言葉など）を作り出す働きを記憶できるようになる。人間は、対象を区別して理解し、その対象の区別・種類に応じた行動ができるだけではなく、対象を区別して理解することにより、その対象の区別・種類に応じた内容を作り出すことができるようになる。その対象の区別・種類に応じた行動・処理として、その対象の区別・種類に応じた内容を作り出すことができるようになるのである。

人間は、対象を見た時、その対象を識別して、その対象の種類に応じた内容（言葉や外見などの特徴）を作り出し、その作り出した内容を認識できるようになる。人間は、その対象の名前を表して、その表した名前を認識することができる。ある対象を見て、その対象を識別した時、その対象の種類に応じた言葉を表し、その表した言葉を聞くことができるようになる。人間は、その対象の種類に応じた言葉を表すことができるようになり、その対象の名前を記憶することによって、その対象を区別して理解できるようにもなる。人間は、その対象に対する行動の仕方・扱い方によって、その対象を区別して理解できるだけではなく、その対象の名前によって、その対象を区別して理解できるようにもなるのである。その言葉で表すことができる対象を見分ける働き・識別する働きと、その言葉を表す働きが結びつき、そのネットワークが脳の中で形成されることによって、我々はその対象を区別して理解できるようになり、その対象の種類（カテゴリー）を理解できるようになる。人間は、そのネットワークが活性化している状態で、その対象の種類を理解できるようになる。

そして、人間は、その対象を識別した時、その対象の種類に応じた言葉を作り出すだけではなく、その対象の種類に応じた外見などの特徴を作り出して認識できるようになる。その対象の外見、性質、関係などの特徴を記憶し、その対象を識別した時、その対象の外見などの特徴を作り出して、その内容を認識することができるようになる。その対象の名前を聞いた時、その対象の外見などを作り出す（思い浮かべる）働きが形成されることにより、その対象の名前を聞いてその対象を識別する働きと、その対象の外見などを作り出す（思い浮か

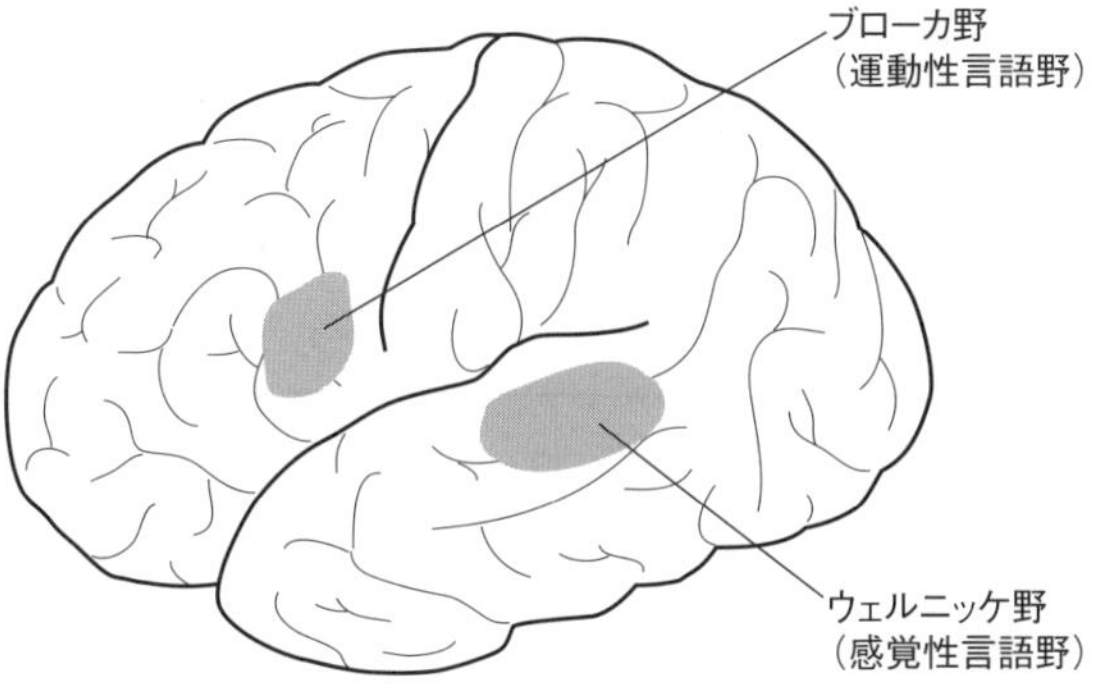


・言葉は高次の感覚野を含む連合野の中で処理される。
・言葉の理解には，ウェルニッケ野が関係し，言葉の発話には
ブローカ野が関係していると言われている。

べる）働きが結びつき、そのネットワークが脳の中に形成され、その対象の名前を聞いた時、そのネットワークが活性化し、その対象の種類（カテゴリー）を理解できるようになる。人間は、対象の名前を聞いた時、その対象の外見などその対象の種類に応じた内容を思い浮かべることができるようになることにより、その対象の名前を聞いた時、その対象の種類を理解できるようになるのである。

そして、この対象の種類に応じた内容（外見など）を思い浮かべる働きは、運動野などから脊髄に行動の信号を送り、身体を動かす働きではない。人間は実際に口を動かし声を出さなくても、対象の種類に応じた言葉を思い浮かべる（頭の中で表す）ことができる。この場合も、口を動かし声を

出す行動を生じさせる信号を、運動野などから送っているわけではないが、対象の種類に応じた言葉を思い浮かべることができる働きがある。それと同じように、その対象の種類に応じた外見などの内容を思い浮かべる働きが、脳の中で形成されるのだろう。連合野の中に、運動野などと関係しながら、カテゴリーに応じた言葉や対象の外見などを作り出す働き・思い浮かべる働きが形成されるのである。

## 対象を見分ける働き

人間が言葉を習得する時に重要なのは、その言葉を使うことができる対象を見分ける働きである。その言葉を使うことができる対象を見分ける働きと、その言葉を表すことができる働きを結びつけるネットワークが、脳の中で形成されることにより、その言葉を使うことができるようになり、その言葉が表す対象の種類（カテゴリー）を理解できるようになる。その対象を見分けることができる働きは、その言葉を聞いた時にその対象の外見を思い浮かべる働きとは、異なる働きである。対象の外見を記憶している場合、その対象の外見を見分ける働きを記憶している場合と、その対象の外見を思い出す働きを記憶している場合があるが、二つの働きは別の働きである。

ここで、対象を見分ける働きについて少し説明しよう。視覚によって特定の意味を持った対象の刺激を感じる能力を持つ動物は、この特定の意味を持った対象の外見を見分ける働きを、生得的に持っている。そして、哺乳動物、鳥は、この働きを後天的に形成し、記憶できる能力を持つ。そして、人間もその対象の外見を見分ける働きを後天的に形成し、記憶することができる。

たとえば、私は、ある人間の顔を記憶し、再びその人間の顔を見た時に、その顔を見分けることができる。私は、街中である男から声をかけられたことがある。一瞬、私はそれが誰なのかわからなかったが、すぐに、以前にその男を見た場面の様子が思い出され、今目の前の男がその時の男であることがわかったことがある。これはよくある日常的な出来事である。この時、その男の顔を記憶していたのは、私の脳である。再びその男の顔を見たことにより、以前その男の顔を見た時に、その顔を見分けるために働いていた脳の働きが再び活性化し、その時見ていた場面の内容を構成する脳の働きを生じさせたのである。初めにその男を見た時、その男の顔を構成する働きは形成できなくても、その男の顔を識別する脳の働きは形成されていたのである（その時見ていた場面の内容を構成する脳の働きも記憶されている）。一度しか会ったことがない人間の顔を思い出すことは、難しいが、一度しか会ったことがない人間の顔を見分けることは、可能な場合が多い。

人間以外の動物でも、対象を見分ける優れた能力を持っている。たとえば、カラスは人間の顔を見分けることができる、と言われている。自分の巣に近づいてきた人間の顔を、カラスは記憶していて、再びその人間の顔を見た時、その人間を攻撃しようとすることがあるそうである。カラスが初めにその人間を見た時に、その人間の顔を見分ける働きと、その対象を攻撃する働きを結びつけるネットワークが脳の中で形成され、再びその人間の顔を見た時、その人間を攻撃するようになるのだろう。それは生得的な行動を生じさせる一つの脳の働きが活性化するということであり、怒りの感情が活性化するということである。

## 言葉の習得

そして、人間の子供は、言葉を習得すると共に、様々な対象を区別して理解できるようになる。この時、対象を識別する働きと、その対象の種類に応じた言葉を表す働きやその対象の種類に応じた内容を作り出す働きの結びつきが形成されるだけではなく、子供は、様々な対象を分類区分する仕方も習得する。さらに、子供は、その対象の外見的特徴からその対象を識別できるだけではなく、その対象の他の特徴からもその対象を識別できるようになる。

子供は、その対象の名前を聞くことによっても、その対象を識別することができるようになる。その対象の名前を聞いた時、子供は、その名前が表す対象を識別して、その対象の種類に応じた内容（外見・視覚イメージ）を作り出して、その内容を認識することができるようになる。言葉を使ったコミュニケーションができるためには、その対象の種類に応じた言葉を作り出すことができるだけではなく、その対象の種類に応じた内容（外見・視覚イメージ）の外見を思い浮かべる能力を持つようになる。人間は、対象を表す言葉を聞いた時、その対象がどの対象を表しているのか知ろうとした時、その対象の種類（カテゴリー）を理解して、その対象の種類に応じた外見を思い浮かべることができるようになるのである。

言葉を聞いた時、我々は、その言葉が表す概念を認識する、という考え方が一般的になっている。あるいは、人間の子供は、言葉と共に概念を習得する、という考え方が一般的である。我々は、言葉を聞いた時、概念を認識するのだろうか。対象を表す言葉を聞いた時、我々は、その対象を識別して、その対象の種類に応じた内容として、その対象の外見・視覚イメージを作り出して、認識することができる。その対象の外見・視覚イメージが概念なのだろうか。

しかし、脳の働きとして認識を考える時、対象を識別する働きと、その対象の種類に応じた行動、処理ができる働きを結びつける脳のネットワークが活性化している状態で、我々はその対象を理解することができる。我々は、言葉を聞いた時、その対象の種類に応じた内容を認識する以前に、その言葉が表す対象の種類を理解する脳の働きを持つ。言葉を聞いた時、私の脳は概念を認識するのではなく、まずその対象の種類・カテゴリーを理解するのである。言葉を聞いた時、私がその言葉が表す対象の外見を思い浮かべることができるのは、私の脳がそのカテゴリーを理解しているからであり、それを可能にする仕組みがすでに私の脳に形成されているからである。

そして、言葉を聞いた時「その言葉はどの対象を表すのか」という問いを作りながら、その対象のカテゴリーを理解して、その対象の外見を思い浮かべることによって、我々は、その対象のカテゴリーを知ることができる。我々は、その言葉が表す対象のカテゴリーを意識的なレベルで知ることができるのである。しかし、その言葉が表す対象のカテゴリーを意識的なレベルで知ることができる前に、意識できない脳のレベルで、我々は、その対象のカテゴリーを理解することができる。そして、子供は、言葉を習得することによって、様々な概念を習得するのではなく、様々なカテゴリーを習得し、様々なカテゴリーを理解できるようになるのである。概念は意識的なレベルで認識することができる内容であるが、カテゴリーは意識できない脳のレベルで理解できる対象や様々な現実のあり様・様子の区別、種類である。

# 第3章

# 情報を記憶し情報の内容を知る脳の仕組み

## 動物の情報伝達と言葉

ほとんどすべての動物は、個体間で情報伝達を行う。動物は他の個体に情報を伝え、他の個体からの情報を受け取る能力を持つ。それは、他の個体に対して特定の行動を生じさせる刺激を作り出す能力であり、他の個体が作り出した刺激に対して特定の行動を行う能力である。

太古の昔に誕生した昆虫は、仲間同士で情報伝達を行う優れた能力を持ち、適切に生存することができる。多くの昆虫はフェロモンと呼ばれる化学物質を分泌し、異性や仲間を呼び寄せることができる。集団生活を行う昆虫は優れた情報伝達の能力を持っている。なかでも、ミツバチの八の字ダンスは、蜜を持った花の方向と距離を仲間に伝える不思議な行動としてよく知られている。ミツバチは長い進化の過程で、その優れた情報伝達能力を獲得したのだろう。

哺乳動物は発達した脳を持ち、認識能力を進化させた。彼らは集団生活を行うようになると、仲間のそれぞれの個体を識別できるようになり、さらにその個体の今の状態を理解できるようになる。そして、自分の今の状態や感情などを表現できるようになる。彼らは表情や態度によって、自分の今の状態や感情を表すと共に、鳴き声によってそれらを表すことができるようになる。彼らは言葉を使って自分の今の状態や感情を仲間に伝えることができる。そして、その言葉を聞いた仲間の動物はその言葉を発した動物の状態を理解して、その状態の種類に合わせた行動を行う。彼らの言葉は人間の言葉とは異なり、他の個体に対して特定の行動を起こさせる刺激として働くのだろう。

集団生活を送るサルたちは、危険な敵が近づいた時、仲間に危険を知らせる鳴き声を発する。その鳴き声を聞いたサルは、危険な敵の存在を理解して、その対象から逃げようとする。その鳴き声は仲間に逃げようとする行動を生じさせる。あるいは、その鳴き声を聞いたサルは、その危険な対象の姿と位置を見ようとするのだろうか。そのサルは、その鳴き声、言葉が表す対象を見ようとするのだろうか。

サルの仲間でも、チンパンジーは、多くの言葉を持つことが知られている。彼らは、危険な敵の存在を表す言葉を複数持つ。そして、その言葉を聴いた時、彼らは、その敵の種類に応じた行動を行う。あるいは、行動する前にその言葉が表す対象（敵）を、まず見つけようとするのかもしれない。彼らは、言葉を使って仲間に情報を伝える能力を持つ。しかし、そのチンパンジーの能力は、情報を知る能力ではない。それは言葉が表す情報を知る能力ではない。それは、言葉が表す対象を見つけることができる能力であり、言葉が表す対象の種類に応じた行動ができる能力である。

人間に飼育されているチンパンジーは、教えられた言葉が表している対象を見つけることができる。そのチンパンジーは、その言葉が表している対象の種類（カテゴリー）を理解して、その種類に応じた対象を見つける行動を訓練されるのだろう。しかし、それは言葉が表す情報を知る能力ではない。それは言葉を聴いて適切に行動できる能力である。人間は、仲間の言葉を聴いた時、それが表わしている情報を知ろうとする。人間は、その言葉が表している情報を知ることができるようになる。人間は、言葉を使った仲間とのコミュニケーションの中で、情報を知る能力を獲得するのである。

## 問いを作り情報を認識する能力

人間は、言葉を使った仲間とのコミュニケーションの中で、情報を「知る」という能力を獲得する。それは、見えている内容などの感覚内容を認識する能力ではなく、他者に伝えることができる内容を認識する能力である。それは、言葉で表し（一時的に）記憶できる内容を認識する能力である。動物は、特定の意味を持った対象の刺激を感じて、特定の行動を行う認識能力を持つ。この動物共通の認識能力に加えて、人間は、言葉を使って他者に伝えることができる情報、他者から伝えられる情報を認識する能力を獲得する。

情報を認識する能力は、たとえば「ある場所にある対象が在る」というような、場所と対象が結びついた内容を認識する能力として生まれたのだろう。それは、特定の意味を持った対象が在る場所に関する情報であり、集団の中で共有する必要がある情報である。場所を認識する働き、対象を認識する働きだけでは、場所と対象が結びついた情報を認識できない。情報を認識するには、二つ以上のカテゴリーが結びついた内容を認識できる必要がある。

今私の机の上には、一本のボールペンが在る。その様子を見て、私は「机の上にボールペンが在る」という言葉の表現を作り、今見えているその様子を認識することができる。あるいは、言葉で表さなくても、その様子を見ながら、私はその内容を認識できるだろう。しかし、この時、その様子を見ながら「机の上にボールペンが在る」という内容を認識するためには、「どこに何が在るのか」「机の上に何が在るのか」という関心を持つ必要がある。「どこに何が在るのか」「机の上に何が在るのか」という関心を持つことにより、私は「机の上にボールペンが在る」という内容、情報を認識することができる。そして、「どこに何が在るのか」という関心を私が持つことができるのは、言葉を使って「どこに何が在るのか」という問いを作ることができるからである。現代の人間は、言葉を使って様々な問いを作り、様々な情報を認識する能力を持つので、「問いを作る能力が情報を知る能力を可能にしている」ということを意識していない。

## 「何」という問いが生まれる

さて、太古の人類は、仲間とのコミュニケーションの中で、「何」「どこ」などという問いを作る言葉を獲得した。人間は、言葉や対象を新しく覚える時に「何」という言葉を使う。人間の子供は、まず言葉や対象を学習する時に「何」という言葉を覚える。そして、「何」という言葉、「何」という問いが大きな意味を持つのは、実際に見えている対象に対して「何」という問いを作る場合ではなく、実際には見えていない対象に関して「何」という問いを作る場合である。

たとえば、仲間の人間がある方向・場所を指し示しながらある言葉を言った時、その言葉を聞いた人間は、その方向・場所に在る（今実際には見えない）対象に関して「何」という問いを作るのだろう。それは、他者が指し示す方向・場所に対して「何」という問いを作り、その方向・場所に「何が在るのか」を知ろうとする働きである。その問いは、その場所に対

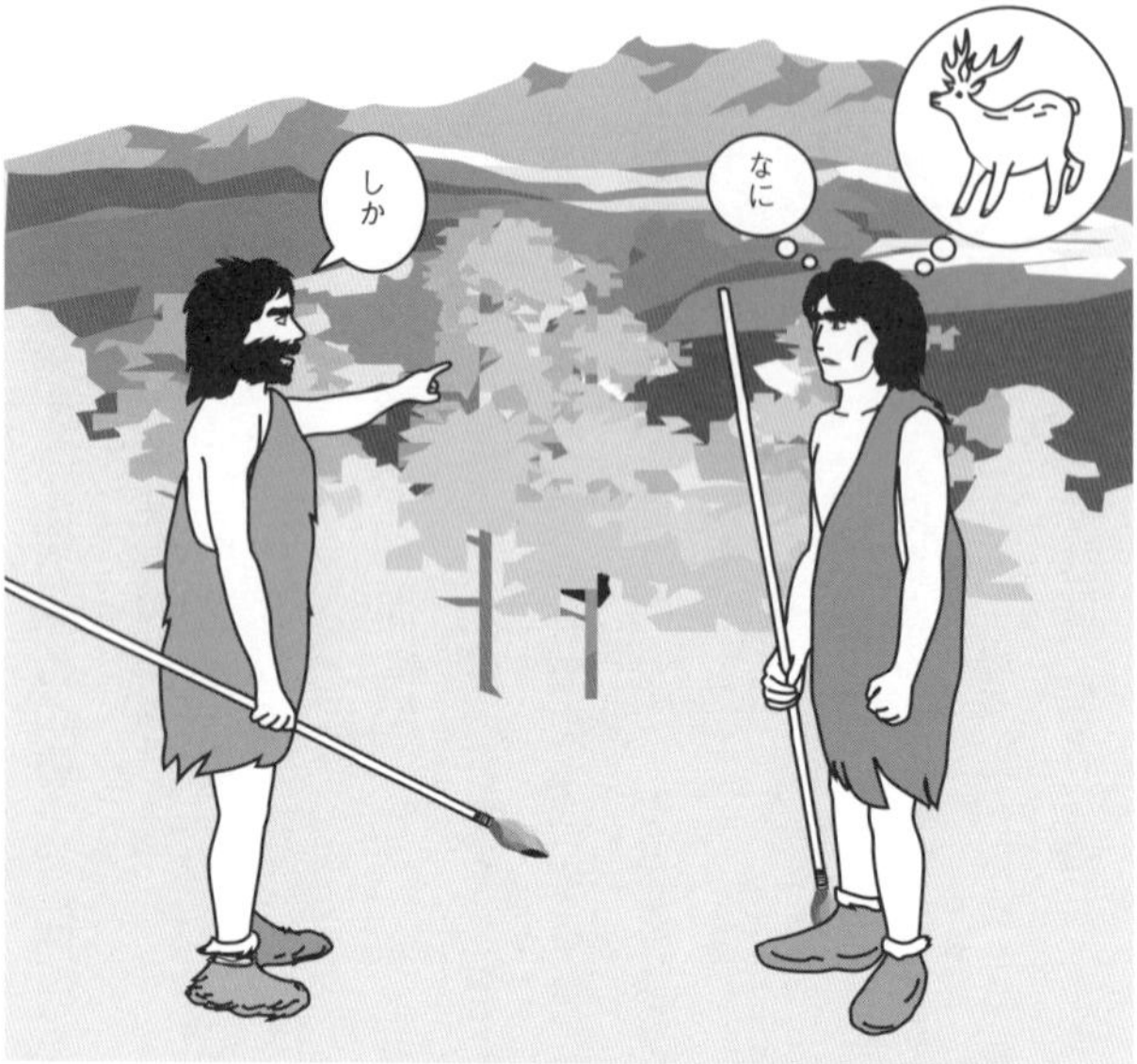


・見えない場所にいる獲物が何かを知ることができる

して、その場所に在る対象を想定して作った問いであり、「その場所に何が在るのか」という意味を持った問いである。その場所に対して、その場所に在る対象を想定して、「何」という問いを作ることによって、その場所に在る対象について考えることができるようになる。「その場所に何が在るのか」を考え、「その場所に何が在るのか」を知ろうとするようになる。そして、「その場所に何が在るのか」を知ろうとすることにより、そのような関心を持つことにより、その場所に在る対象に関する情報を認識できるようになるのである。

そして、仲間の人間が指し示した方向・場所に何が在るのか、という情報を認識できるためには、その仲間の人間が言った言葉が表す対象を認識する働きが必要である。その言葉を聞いて、今実際には見えない対象を認識する必要がある。それは、言葉が表す対象の姿を思い浮かべる働きである。子供は、対象を見た時に、その対象の名前を言うことができる働きを習得すると共に、その言葉（名前）を聞いた時に、それが表す対象の姿を思い浮かべる働きを習得する。仲間の人間が指し示した場所に「何が在るのか」を認識しようとする人間は、仲間が言った言葉を聞いて、その言葉が表す対象の姿を思い浮かべることができる。「その場所に何が在るのか」という問いを持ちながら、人間は、その問いに対する答えの対象の姿を思い浮かべることができ、仲間の人間が伝える情報を認識することができる。

「その場所に何が在るのか」という問いに対して、その答えの対象の姿を思い浮かべることにより、我々は、その問いに対する答えの対象の種類（カテゴリー）を知ることができる。しかし、その問いを作った時に、その対象の姿を思い浮かべることが、その問いに対する答えのカテゴリーを知ることではない。そこには、問いに対する答えのカテゴリーを知ることができる仕組みがある。

## 言葉が表すカテゴリーの理解

ある言葉を聞き「その言葉は何を表しているのか」という問いを作った時、その言葉がすでによく知っている対象を表している場合、我々は、その言葉が表している対象の姿を思い浮かべることができる。それが可能なのは、その言葉を聞いた時、その言葉が表す対象の種類（カテゴリー）を理解してその対象の種類に応じた内容を思い浮かべることができる脳の働きが、すでに形成されているからである。対象を表す言葉を聞き「その言葉は何を表しているのか」という問いを作った時、その言葉が表す対象の種類を理解してその対象の姿を思い浮かべる脳の働きが活性化し、その対象の姿を思い浮かべることができる。そして、その問いに対する答えのカテゴリーを知ることができるのは、その問いに対して答えのカテゴリーを理解して、そのカテゴリーに応じた内容を思い浮かべる脳の働きが、すでに形成されているからである。その脳の働きがすでに形成されているから、「その言葉は何を表しているのか」という問いを持つ時、いつでもその答えのカテゴリーを理解してその内容を思い浮かべることができ、その答えのカテゴリーを知ることができる。

「その言葉は何を表しているのか」という問いを持つ間、我々はその内容を思い浮かべることができ、いつでもそれがどの対象なのか知ることができる。しかし、その言葉が表す対象の姿を思い浮かべる働き自体が、「その言葉は何を表しているのか」という問いに対する答えを知る働きではない。その問いに対する答えの対象の種類（カテゴリー）を理解してその対象の姿を思い浮かべる働きが、すでに形成されていることにより、その問いを作った時、その対象の姿を思い浮かべることができ、「それがどの対象なのか」その対象の種類を、いつでも知ることができるのである。問いに対する答えのカテゴリーを知るとは、一つの働きというよりは、問いに対する答えのカテゴリーを知ることができるという一つの状態である。対象を表す言葉を聞き「その言葉は何を表すのか」という問いを作り、その言葉が表す対象の姿を思い浮かべることにより、我々は、その問いに対する答えのカテゴリーを知ることができる状態を作ることができるのである。その状態が作られていることにより、我々はその問いを持った時、「その答えがどの対象なのか」その対象の種類を、いつでも知ることができるのである。

## 仲間が伝えた情報を一時的に知る

さて、仲間が言った言葉を聞いた人間は、その言葉が表す対象の姿を思い浮かべることができ、「その場所に何が在るのか」という問いに対する答えの対象の種類（カテゴリー）を知ることができる。それは、「その場所に何が在るのか」という問いに対して、その答えの対象の種類を知ることができる状態が作られる、ということである。その問いに対して、答えの対象の種類を理解してその対象の姿を思い浮かべる働きが一時的に形成され、その問いに対する答えを知ることができる状態が作られる。「その場所に何が在るのか」という問いを持ち続ける間、その答えの対象の姿を思い浮かべることができ、それがどの対象なのか知ることができる状態が作られるのである。

ある言葉を聞いた時「その言葉は何を表すのか」という問いを作り、その言葉が表す対象の種類を知ろうとする場合は、その問いに対する答えの対象の種類を理解してその対象の姿を思い浮かべる働きがすでに形成され、記憶されているが、「その場所に何が在るのか」という問いを作り、その場所に在る対象の種類を知ろうとする場合は、その働きが一時的にしか形成されない。時間が経つと、その場所が特定できなくなり、その同じ問いを作ることができなくなるのである。しかし、人間は、仲間が指し示した方向・場所に対して「何」という問いを作り、仲間が言った言葉を聞くことにより、その場所に在る対象の姿を思い浮かべることができ、その場所に在る対象の種類を知ることができる状態を一時的に作ることができる。人間は、仲間が伝える「その場所に何々が在る」という情報の内容を知ることができるのである。

言葉を使った情報の伝達が可能になった初期の段階で、人間は情報を視覚的に認識できるだけだったのだろう。それは、情報を視覚的に認識し、情報を視覚的に記憶していた段階である。そこから人間は、情報を言葉で認識し、情報を言葉で記憶できるようになる。人間は、情報を言葉で表し他者に伝えるだけではなく、言葉で表した情報を自分で認識し、記憶できるようになる。

## どこに何が在るのか

人間は、言葉を使った仲間とのコミュニケーションの中で「何」「どこ」という言葉を生み出し、続いて「どこに何が在るのか」という問いを言葉で作ることができるようになる。そして、「どこに何が在るのか」という問いを持ちながら、特定の場所に特定の対象が在るという情報を、言葉で表すことができるようになる。さらに、その言葉の表現を表した時（聞いた時）、「どこに何が在るのか」という問いを持ちながら、その場所のカテゴリーと対象のカテゴリーを知り、その情報を認識できるようになる。人間は、言葉の表現によって表した情報を認識し、記憶できるようになる。人間は、その情報を視覚的内容としてではなく、カテゴリーの結びついた内容として認識でき、記憶できるようになるのである。

たとえば、A市に住んでいる友人に「A公園には何が在りますか」という質問をして、友人が「桜の木です」と答えた時、私は「A公園には桜の木が在る」という情報を認識することができる。「A公園には何が在るのか」という問いを持ちながら、私は「桜の木」という答えのカテゴリーをしばらく知ることができる。そして、私は、「A公園」というカテゴリーと「桜の木」というカテゴリーを、今一時的に結びつけて知ることができるだけではなく、その二つのカテゴリーの結びつきを長い間記憶することができる。私は「A公園には何が在るのか」という問いに対して、その答えとして「桜の木」というカテゴリーを知り、「A公園には桜の木が在る」という情報を記憶することができる。この時、「A公園には何が在るのか」という問いに対して、「桜の木」という答えのカテゴリーを理解してその言葉を表す脳の働きが形成される。そして、その問いに対して、その答えのカテゴリーを理解してその言葉を表す脳の働きが形成されることにより、「A公園には桜の木がある」という情報を記憶することができ、その情報の内容を知ることができるようになるのである。あるいは、「A公園には何が在るのか」という問いに対して、「桜の木」というカテゴリーを理解して、そのカテゴリーに応じた内容（視覚イメージなど）を思い浮かべる脳の働きが形成されることにより、その情報を記憶することができ、その情報の内容を知ることができるようになる場合もあるのだろう。そして、いつか「Ａ公園」というカテゴリーを再び理解して「Ａ公園には何が在るのか」という問いを再び作った時には、「桜の木」というカテゴリーを理解してその言葉などを表すことができ、その情報を認識することができるのである。

## 知るとは

ここで、「知る」という働きには二つの意味がある。それは、問いに対する答えのカテゴリーを知ることができる仕組みを新しく形成する働きと、その仕組みがすでに形成されている状態で、問いに対する答えのカテゴリーを知る働きである。問いに対する答えのカテゴリーを知ることができる仕組みがまだ形成されていない場合、その仕組みを形成するために「知る」という働きを行い、その仕組みがすでに形成されている場合、その状態で問いに対する答えのカテゴリーを「知る」という働きを行う。いずれの場合にも、問いに対する答えのカテゴリーを知ることができる脳の仕組みが形成されることによって、人間は問いに対する答えのカテゴリーを知ることができる。問いに対する答えのカテゴリーを知ることができる脳の仕組みが形成され、問いに対する答えのカテゴリーを知ることができる状態で、人間は問いを作った時、その問いに対する答えのカテゴリーを知ることができるのである。

そして、問いに対する答えのカテゴリーを知ることができる仕組みが形成されるとは、問いに対する答えのカテゴリーを理解してその言葉を表す働きが脳の中で形成されることによって、その問いに対する答えのカテゴリーを記憶できる脳の仕組みが形成される、ということである。あるいは、問いに対する答えのカテゴリーを理解して、そのカテゴリーに応じた内容（視覚イメージなど）を思い浮かべる働きが脳の中で形成されることによって、その問いに対する答えのカテゴリーを記憶できる脳の仕組みが形成され、その問いに対する答えのカテゴリーを知ることができる脳の仕組みが形成されることもあるだろう。問いに対する答えのカテゴリーを理解してその言葉などを表す働きが形成されることによって、問いに対する答えのカテゴリーを記憶できる仕組みが形成され、問いに対する答えのカテゴリーを知ることができる脳の仕組みが形成されるのである。

「A公園には何が在るのか」という問いに対して、「桜の木」という答えのカテゴリーを理解してその言葉を表し、その答えのカテゴリーを知ることができる脳の仕組みが形成されることによって、「A公園には何が在るのか」という問い作りその答えのカテゴリーを知ろうとした時、私は、いつでも「桜の木」というカテゴリーを知ることができる。「A公園には何が在るのか」という問いに対して、「桜の木」という答えのカテゴリーを理解してその言葉を表す働きが形成されることによって、その問いに対する答えのカテゴリーを記憶する脳の仕組みが形成され、その問いに対する答えのカテゴリーを知ることができる脳の仕組みが形成されるのである。

しかし、「Y公園には何が在るのか」という問いに対して「杉の木」という答えのカテゴリーを知り、「Y公園」「杉の木」というカテゴリーの結びつきを知ることができ、「Y公園には杉の木が在る」という情報を認識する場合、私がその内容に興味を持たなければ、その情報を記憶することはできないだろう。その場合、私は「Y公園には杉の木が在る」という言葉の表現を一時的に表わすことができるだけで、その情報の内容を一時的にしか知ることができない。「Y公園には杉の木が在る」という言葉の表現を表すことができても、「Y公園には何が在るのか」という問いに対して、「杉の木」という答えのカテゴリーを理解してその言葉を表す働きが形成されなければ、その情報を記憶できる脳の仕組みは形成されず、私はその情報の内容を一時的にしか知ることができない。そもそも、私は「Y公園には何が在るのか」という問いを、その内容を理解しながら作ることができないのかもしれない。その後、仲間との会話で「A公園」が話題になった時、私は「A公園には何が在るのか」という問いを作り、「桜の木」という答えを思い出すことができるが、「Y公園」が話題になった時には、何も思い出すことができない。

## 言葉の表現から情報の内容を知る

そして、他人が言った「A公園には桜の木が在る」という言葉の表現を聞いた時、私は「A公園」「桜の木」というカテゴリーが結びついた情報を認識し、記憶することができる。その時、私は「A公園には何が在るのか」という問いを作り、その問いに対する答えとして「桜の木」というカテゴリーを知ることができるのかもしれない。あるいは、そのような関心をあらかじめ持たない場合、私はそれらの言葉を反復しながらその言葉の表現を一時的に記憶し、「どこに何が在るのか」という言葉の形式の問いを作り、その答えとしてのそれぞれのカテゴリーを知ろうとするのだろう。

この時「A公園」「桜の木」というカテゴリーを理解するために、それらに関して記憶している内容を思い浮かべるのかもしれない。「どこに何が在るのか」という問いに対して、その答えとしての「A公園」「桜の木」というカテゴリーを理解して、「A公園」「桜の木」

に関して記憶している内容を思い浮かべることにより、その問いに対して「A公園」「桜の木」というカテゴリーを知ることができる。そして、「どこに何が在るのか」という問いに対して、その答えとしての「A公園」「桜の木」というカテゴリーを知ることにより、その問いに対して「A公園」「桜の木」というカテゴリーを理解してその言葉を表わす働きが形成され、「A公園には桜の木が在る」という情報を認識し記憶することができる。この時、「どこに何が在るのか」という問いに対して、その答えとして「A公園」「桜の木」というカテゴリーを知ることができるようになるのと同時に、その問いに対して、その答えとしての「A公園」「桜の木」というカテゴリーを理解して、その言葉を表す働きが形成されるのである。あるいは、「どこに何が在るのか」という問いに対して、その答えとしての「A公園」「桜の木」というカテゴリーを理解して、すぐに「A公園」「桜の木」という言葉を表すことができ、「A公園には桜の木が在る」という言葉の表現を表す働きが形成され、その情報の内容を知ることができ、その情報を記憶することができる働きが形成される場合が多いのかもしれない。

人間は言葉の表現を聞いた時、適切な問いを作ることができるから、それが表す情報の内容を知ることができる。あるいは、あらかじめ問いを作ることができる情報を持っているか

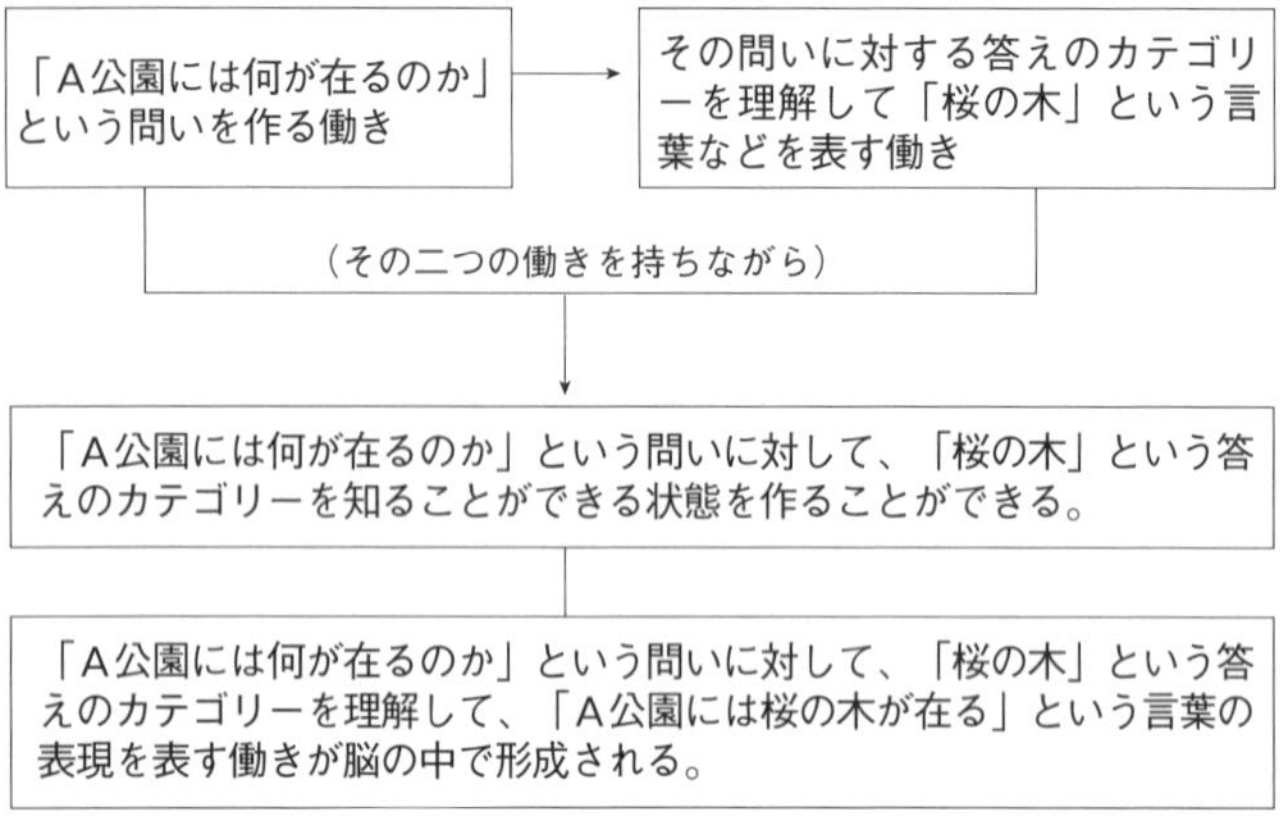
「A公園には何が在るのか」という問いを作る働き
その問いに対する答えのカテゴリーを理解して「桜の木」という言葉などを表す働き
（その二つの働きを持ちながら）
「A公園には何が在るのか」という問いに対して、「桜の木」という答えのカテゴリーを知ることができる状態を作ることができる。
「A公園には何が在るのか」という問いに対して、「桜の木」という答えのカテゴリーを理解して、「A公園には桜の木が在る」という言葉の表現を表す働きが脳の中で形成される。

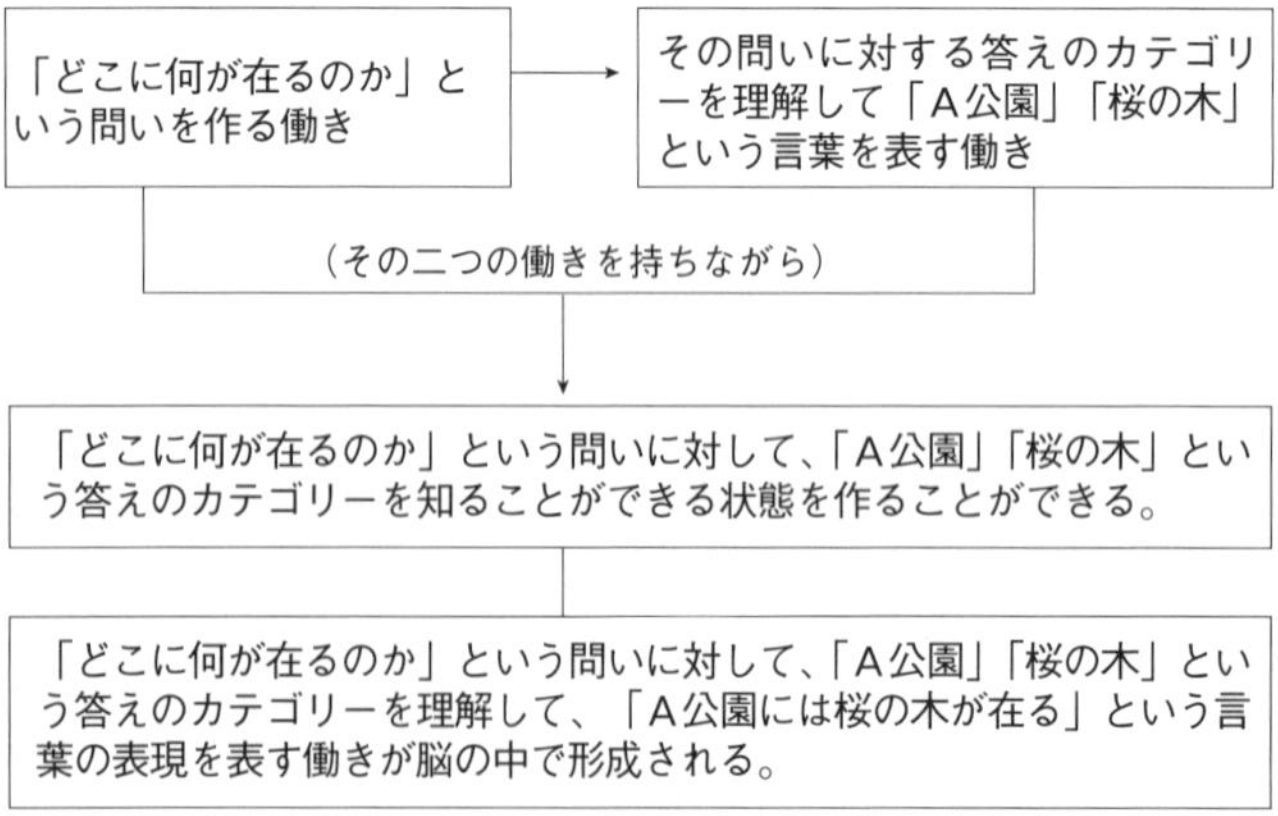
「どこに何が在るのか」という問いを作る働き
その問いに対する答えのカテゴリーを理解して「A公園」「桜の木」という言葉を表す働き
（その二つの働きを持ちながら）
「どこに何が在るのか」という問いに対して、「A公園」「桜の木」という答えのカテゴリーを知ることができる状態を作ることができる。
「どこに何が在るのか」という問いに対して、「A公園」「桜の木」という答えのカテゴリーを理解して、「A公園には桜の木が在る」という言葉の表現を表す働きが脳の中で形成される。

ら、人間は言葉を聞いた時、適切な問いを作ることができ、その情報の内容を知ることができる。そして、私が「A公園には何が在るのか」という問いを作ることができるのは、「B公園には桜の木が在る」「C公園にはイチョウの木が在る」という情報を、すでに記憶しているからである。そのような情報を想定しながら、私は「A公園には何が在るのか」という問いを作ることができる。

さらに、「A公園」をよく知っているから、私はすぐに「A公園には何が在るのか」という問いを作ることができるのだろう。公園の樹木に興味がなく、A公園を知らない人間は、「A公園には桜の木が在る」という言葉を聞いた時、「どこに何が在るのか」という内容を一時的に知ることができても、その情報を認識し記憶することはできない。

適切な問いを作ることにより、その問いに対するそれぞれの答えのカテゴリーを知ることができ、その問いに対してそれぞれのカテゴリーを理解し、その問いの形式でそれぞれの言葉を表わす働きが形成される。そして、「A公園には桜の木が在る」という言葉を聞いた時には、「どこに何が在るのか」という問いよりも、もっとその情報に合わせた具体的な問いを作ることができる。この場合、その言葉を聞いた時、その情報の内容を知ろうとして「どこの公園にはどの樹木が在るのか」というような、より具体的な問いを作るのだろう。あるいは、「A美術館にはピカソの絵が在る」という言葉を聞いてその情報の内容を知ろうとする時も、「どこに何が在るのか」という問いよりもさらに具体的な「どこの美術館には誰の作品が在るのか」という問いを作るのだろう。美術に興味のある人は、「どこの美術館には誰の作品が在る」という多くの情報を記憶していて、美術館と作品との結びつきをすぐに知り記憶することができる。人間は、様々な情報を記憶しているから適切な問いを作ることができ、新しい情報を知ることができるのである。

## 複数のカテゴリーの結びつきを知る

さらに、人間は「どこに何が在るのか」という問いによって、場所のカテゴリーと対象のカテゴリーという二つのカテゴリーの結びつきを知るだけではなく、「どこで誰が何をしているのか」「誰は何に対して何をしているのか」というような問いを作って、いくつかのカテゴリーの結びつきを、その一定の形式で知ることができる。その時も、その言葉を表す人間、その言葉を聞く人間は、その一定の形式の問いを作り、その問いに対する答えとしてのそれぞれのカテゴリーを、その一定の形式で結びつけて知ることができる。

まず、我々は、目の前に見えている現実のあり様を、言葉を使って表すことができ、その表した内容を認識することができる。目の前によく知っている人間が見えている場合、我々は、単に「そこに（目の前に見えている場所に）Aさんがいる」という言葉の表現によって、その現実のあり様を表し、その内容を認識しようとするだけではない。たとえば、「どこで誰が何をしているのか」という問いを持ちながら、その目の前に見えている現実のあり様を「駅前の通りをAさんが歩いている」という言葉の表現で表し、その現実のあり様を認識することができる。「どこで誰が何をしているのか」という問いに対して、その答えとして「駅前の通り」「Aさん」「歩いている」というそれぞれのカテゴリーを理解して、それぞれの言葉をその問いの形式で表す働きが形成され、記憶されることによって、我々は「どこで誰が何をしているのか」という問いに対するそれぞれのカテゴリーを知ることができ、「駅前の通りをAさんが歩いている」という情報の内容を知ることができる。我々は、目の前に見えている現実のあり様を、言葉で表すことによって、それを一つの情報として認識することができる。

しかし、「駅前の通りをAさんが歩いている」という情報は、日常的なあまり興味の持てない情報であり、「どこで誰が何をしているのか」という問いに対して、その答えとしてのそれぞれのカテゴリーを理解してそれぞれの言葉を表す働きは、一時的に形成されても、長くは記憶されず、その情報はしばらくすると忘れられてしまうだろう。それに対して、「駅前の通りをAさんが若い女性と歩いている」という言葉の表現で表される情報は、Aさんを知る友人に対して伝える意味のある情報として、長い間記憶に残るかもしれない。我々は、その現実のあり様を見て、「どこで誰が誰と何をしているのか」という問いを作り、その答えとして「駅前の通り」「Aさん」「若い女性」「歩いている」というそれぞれのカテゴリーを理解して、それぞれの言葉をその問いの形式で表すことができ、その問いに対するそれぞれのカテゴリーを知ることができ、「駅前の通りをAさんが若い女性と歩いている」という情報の内容を知ることができる。そして、その問いに対して、その答えとしてのそれぞれのカテゴリーを理解して、それぞれの言葉を表す働きは、長い間記憶され、その情報は長い間記憶できるだろう。あるいは、その現実のあり様を見て「駅前の通りをAさんが歩いている」という情報を認識した後に、「駅前の通りをAさんは、誰と歩いているのか」という問いを作り、その答えとして「若い女性」というカテゴリーを理解して、「若い女性」という言葉を表す働きが記憶に残る場合もあるだろう。この場合、問いの内容と答えの内容が結びついた内容を、情報として記憶でき、その情報の内容を知ることができる。そして、この時、「駅前の通りをＡさんは、誰と歩いているのか」という問いに対する答えとして、その人間のカテゴリーを理解してその若い女性の姿を思い浮かべる働きが、記憶に残ることもあるだろう。その問いに対する答えのカテゴリーを視覚的に記憶することもできるのである。

そして、我々は、目の前の現実のあり様を見て、それを言葉で表し認識することができるだけではなく、他人が表した言葉の表現を聞いて、その内容を認識することができる。言葉の表現を聞いた時も、その情報に合った問いを作り、その問いに対する答えとしてのそれぞれのカテゴリーを知ることができ、その情報を認識し記憶することができる。

たとえば、「昨日デパートでＡさんがサッカーボールを買った」という言葉の表現を聞いた時、「いつどこで誰が何を何したのか」という形式の問いを作り、その問いに対する答えとして「昨日」「デパート」「Ａさん」「サッカーボール」「買った」というそれぞれのカテゴリーを理解して、その問いの形式でそれぞれの言葉を表す働きが形成され、我々はその情報を記憶でき、その情報の内容を知ることができる。しかし、「昨日」というカテゴリーは、日が経つにつれ曖昧になるので、「デパートでＡさんがサッカーボールを買った」という情報が、結果として記憶に残るのかもしれない。あるいは、この時、我々は「いつどこでＡさんは（が）何を買ったのか」という問いを作り、その答えとして「昨日」「デパート」「サッカーボール」というカテゴリーを理解し、その問いの形式でそれぞれの言葉を表す働きが形成され、その情報を記憶でき、その情報の内容を知ることができるのかもしれない。

さらに、「Aさんが夏休みにインドへ旅行に行った」という言葉の表現を聞いた時には、「誰がいつどこで（へ）何をしたのか」という形式の問いを作り、その問いに対する答えとして「Aさん」「夏休み」「インド」「旅行に行った」というそれぞれのカテゴリーを理解して、その問いの形式でそれぞれの言葉を表す働きが形成され、我々は、その情報を記憶でき、その情報の内容を知ることができる。この時、「Aさんが夏休みに海外旅行をした」という情報を、我々がすでに知っている場合には、「Aさんは（が）夏休みにどこへ旅行に行ったのか」という問いを作り、その答えとして「インド」というカテゴリーを知ることができるのだろう。この場合も、我々は、その問いに対する答えのカテゴリーを知ることによって、その問いのカテゴリーと共にその答えのカテゴリーを、その問いの形式で結びつけて知ることができる。この場合も、「誰がいつどこで（へ）何をしたのか」という形式の問いに対して、その答えとしてのそれぞれのカテゴリーを理解して、そのそれぞれの言葉をその形式で表す働きが形成され、我々は、その情報を記憶でき、その情報の内容を知ることができるのである。

## 情報を記憶する脳の仕組み

我々は、現実のあり様を見た時、一定の情報の形式の問いを作り、その問いに対する答えとしてのそれぞれのカテゴリーを理解して、そのそれぞれの言葉をその情報の形式で表すことによって、（その情報の形式の問いに対する答えとしての）それぞれのカテゴリーを知ることができ、その現実のあり様を情報として認識し記憶することができる。我々は、ある情報を表す言葉の表現を聞いた時にも、その情報の形式の問いを作り、その問いに対する答えとしてのそれぞれのカテゴリーを理解して、そのそれぞれの言葉をその情報の形式で表すことによって、（その情報の形式の問いに対する答えとしての）それぞれのカテゴリーを知ることができ、その言葉の表現が表す情報を認識し記憶することができる。

我々は、その情報の形式の問いに対して、その答えとしてのそれぞれのカテゴリーを知ることができ、その情報の形式でそれぞれのカテゴリーを結びつけて知ることができる。それは、その情報の形式の問いに対して、その答えとしてのそれぞれのカテゴリーを理解して、そのそれぞれの言葉をその情報の形式で表すことができる働きが、我々の脳の中で形成されるからである。そして、その情報の形式の問いに対して、その答えとしてのそれぞれのカテゴリーを知ることができる仕組みが形成されるということは、その情報を記憶することができる仕組みが形成されるということであり、その情報の内容を知ることができる仕組みが形成されるということである。その情報の形式の問いに対して、その答えとしてのそれぞれのカテゴリーを理解して、そのそれぞれの言葉をその情報の形式で表す働きが脳の中で形成されることによって、我々はその情報を記憶でき、その情報の内容を知ることができるようになる。あるいは、問いに対する答えのカテゴリーを理解して言葉を表す働きが形成される代わりに、部分的に、その問いに対する答えのカテゴリーを理解して、そのカテゴリーに応じた内容を思い浮かべる働きが形成される場合もあるのだろう。我々は、問いに対する答えのカテゴリーを視覚的に記憶することができるのである。

そして、すでに記憶している情報を使って問いを作り、その問いに対する答えのカテゴリーを知ることによっても、すでに記憶している情報に加えて新しいカテゴリーを知ることができ、新しい情報を認識し記憶できるようになる。それは、問いに含まれるカテゴリーと答えのカテゴリーの結びつきを、その新しい情報の形式で知ることができるようになる、ということである。この場合も、その新しい情報の形式の問いに対して、その答えとしてのそれぞれのカテゴリーを理解して、そのそれぞれの言葉をその情報の形式で表す働きが形成され、そのすでに記憶している情報に含まれるカテゴリーと新しく知ったカテゴリーの結びついた内容を、一つの情報として認識し記憶できるようになるのである。

我々は、駅前の通りをAさんが若い女性と歩いている様子を見ながら、「どこで誰が誰と何をしているのか」という問いを作り、その答えとして「駅前の通り」「Aさん」「若い女性」「歩いている」というカテゴリーを理解して、「駅前の通りをAさんが若い女性と歩いている」という言葉の表現を表すことができ、「どこで誰が誰と何をしているのか」という問いに対して、その答えとして「駅前の通り」「Aさん」「若い女性」「歩いている」というカテゴリーを知ることができるようになり、その情報を認識し記憶することができる。「どこで誰が誰と何をしているのか」という問いに対して、その答えとして「駅前の通り」「Aさん」「若い女性」「歩いている」というカテゴリーを理解して、「駅前の通りをAさんが若い女性と歩いている」という言葉の表現を表す働きが脳の中で形成されることにより、その情報を記憶できる脳の仕組みが形成され、その情報の内容を知ることができる脳の仕組みが形成されるのである。

「Aさんが夏休みにインドへ旅行に行った」という言葉の表現を聞いた時には、「誰がいつどこで（へ）何をしたのか」という問いを作り、その問いに対する答えとして「Aさん」「夏休み」「インド」「旅行に行った」というカテゴリーを理解して、「Aさんが夏休みにインドへ旅行に行った」という言葉の表現を表すことができるようになり、その問いに対して、その答えとしてのそれぞれのカテゴリーを知ることができ、我々はその情報を記憶することができ、その情報の内容を知ることができるようになる。その言葉の表現を聞いた時、我々が「Aさんが夏休みに海外旅行をした」という情報を、すでに記憶している場合は、「Aさんは夏休みにどこへ旅行に行ったのか」という問いを作り、その問いに対する答えとして「インド」というカテゴリーを理解して、「インド」という言葉を表すことができ、さらに「Aさんは夏休みにインドへ旅行に行った」という言葉の表現を表すことができるようになる。そして、我々は、すでに記憶している情報に、新しいカテゴリーを加えた情報を記憶でき、その情報の内容を知ることができるようになるのである。その場合も、すでに記憶している情報に含まれるカテゴリーと新しく知ったカテゴリーを、その情報の形式の問いに対する答えのカテゴリーとして、理解できるようになり、そのそれぞれの言葉をその情報の形式で表す働きが、我々の脳の中に形成されるのである。

そして、この場合、「Aさんが夏休みにインドへ旅行に行った」という情報を思い出す時

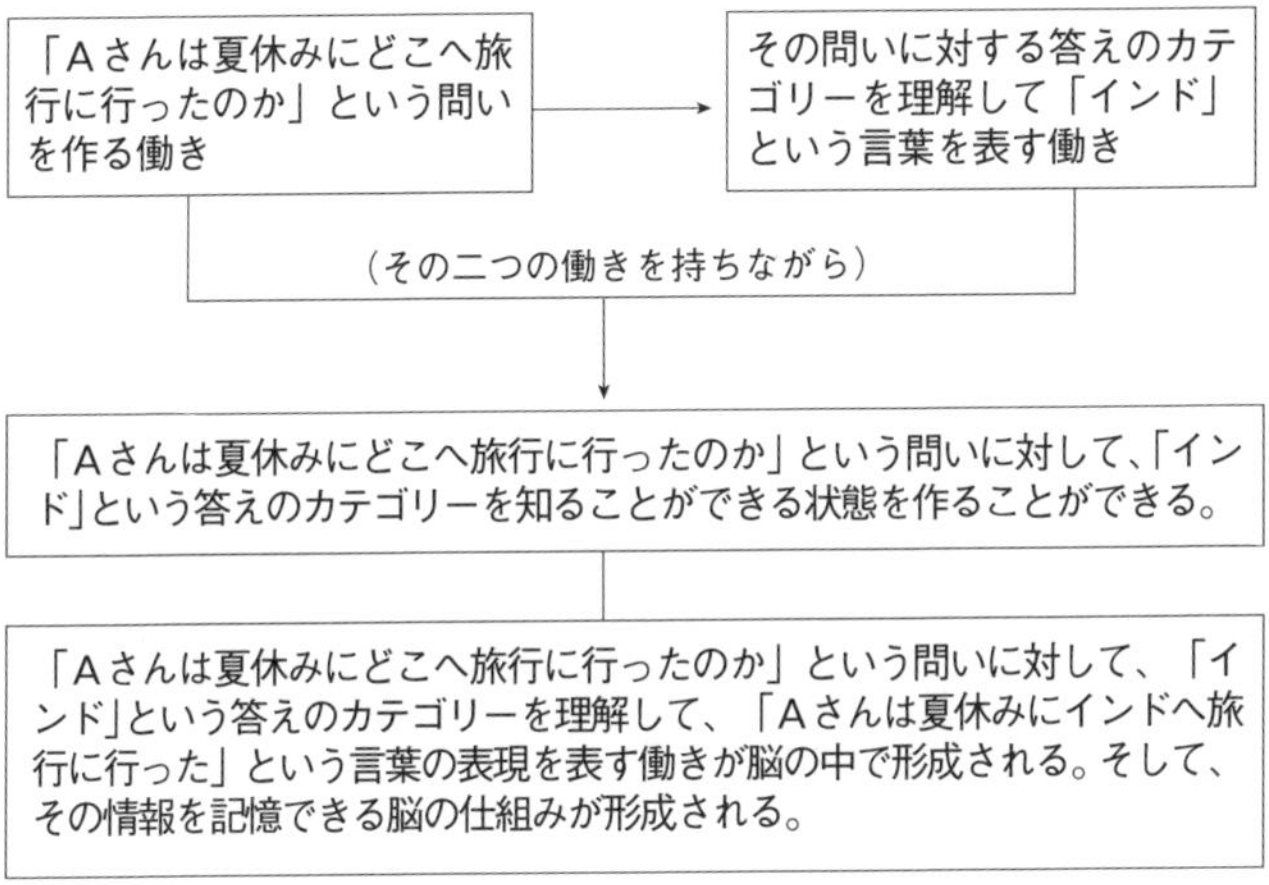
「Aさんは夏休みにどこへ旅行に行ったのか」という問いを作る働き
その問いに対する答えのカテゴリーを理解して「インド」という言葉を表す働き
（その二つの働きを持ちながら）
「Aさんは夏休みにどこへ旅行に行ったのか」という問いに対して、「インド」という答えのカテゴリーを知ることができる状態を作ることができる。
「Aさんは夏休みにどこへ旅行に行ったのか」という問いに対して、「インド」という答えのカテゴリーを理解して、「Aさんは夏休みにインドへ旅行に行った」という言葉の表現を表す働きが脳の中で形成される。そして、その情報を記憶できる脳の仕組みが形成される。

に、我々は「Aさんは夏休みにどこへ旅行に行ったのか」という問いを作り、その答えとして「インド」というカテゴリーを知るのかもしれない。あるいは、「駅前の通りをAさんが若い女性と歩いていた」という情報を思い出す時には、「駅前の通りをAさんは（が）誰と歩いていたのか」という問いを作り、その答えとして「若い女性」というカテゴリーを知ることによって、その情報の内容を知ることができるのだろうか。そこには、その情報をどのように記憶し、その情報をどのような情報として認識し記憶しているのか、という問題がある。

一定の情報の形式の問いに対して、その答えとしてのそれぞれのカテゴリーを理解して、そのそれぞれの言葉をその情報の形式で表す働きが形成されることにより、我々はその情報を記憶することができ、その情報の内容を知ることができる。しかし、その情報を記憶することができ、その情報の内容を知ることができることは、その情報を認識するために必要な条件であるが、それだけで、我々はその情報を認識できるわけではない。我々は、その情報の内容を知ることができる状態で、その情報の内容について考えたり解釈したりして、その情報を認識することができるのである。そして、その情報を認識できるためには、その情報と関係した情報やその情報に含まれるカテゴリーに関する情報を、多く記憶している必要がある。我々は、それらの多くの情報を使って、一つの情報を認識することができるのである。

# 第4章

# 情報を認識する働きと情報を思い出す働き

## 情報を認識する働き

人間は、様々な情報を記憶しているから、適切な問いを作り「A公園には桜の木が在る」という情報の内容（それぞれのカテゴリー）を知ることができる状態で、その情報の内容について考え、その情報を適切に解釈し、その情報を認識することができる。「どこに何が在るのか」という問いに対して「A公園」「桜の木」というカテゴリーを知ることができるだけでは、その情報を認識している、とは言えないだろう。私は、「どこの公園にはどの樹木が在るのか」という問いに対して「A公園」「桜の木」というカテゴリーを知ることができる状態で、その情報の内容について考え、その情報を解釈できる必要がある。

情報を認識するとは、その情報の形式の問いに対して、その答えとしてのそれぞれのカテゴリーを知ることだけでは十分なのではない。情報を認識するには、適切な問いを持ち、それに対する答えとしてのそれぞれのカテゴリーを知ることができる状態で、その内容について考え解釈する働きが必要である。そして、すでにその情報と関係した情報を記憶しているから、その情報の内容を知るための適切な問いを作ることができるように、すでにその情報と関係した様々な情報を記憶しているから、人間は、その情報の形式でそれぞれのカテゴリーの結びつきを知ることができる状態で、それがどのような内容なのか解釈することができ、それがどのような情報なのか認識することができる。その情報と関係した情報を記憶しているから、その関係した情報を解釈し認識する仕方で、今問題になっている情報を解釈し認識することができるのである。あるいは、新しいタイプの情報を認識する場合には、その言葉の形式の問いに対して、その答えとしてのそれぞれのカテゴリーを知ることができる状態で、そのカテゴリーの結びついた内容についてよく考え解釈する働きが必要となる。この場合、その内容を視覚的に認識することが、さらに多くなるのだろう。

そして、情報を認識するためには、その情報と関係した情報を記憶している以外にも、その情報の中のそれぞれのカテゴリーに関する記憶が必要である。「A公園」「桜の木」に関する知識を私が持っているから、私は「A公園には桜の木が在る」という情報の内容について考え解釈することができ、その情報を認識できるのである。自分が知らないカテゴリーが含まれる情報は、それがどのような内容の情報なのか正しく認識することは難しい。「A美術館」「ピカソの絵」を知らない人間にとっては、「どこに何が在るのか」という言葉の形式の問いに対して、「A美術館」「ピカソの絵」という言葉を知ることができても、「A美術館にはピカソの絵が在る」という情報がどのような意味を持った情報なのか認識できない。

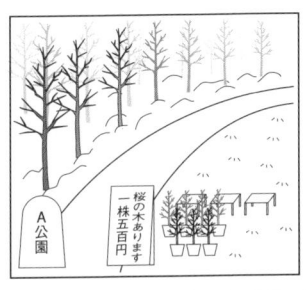

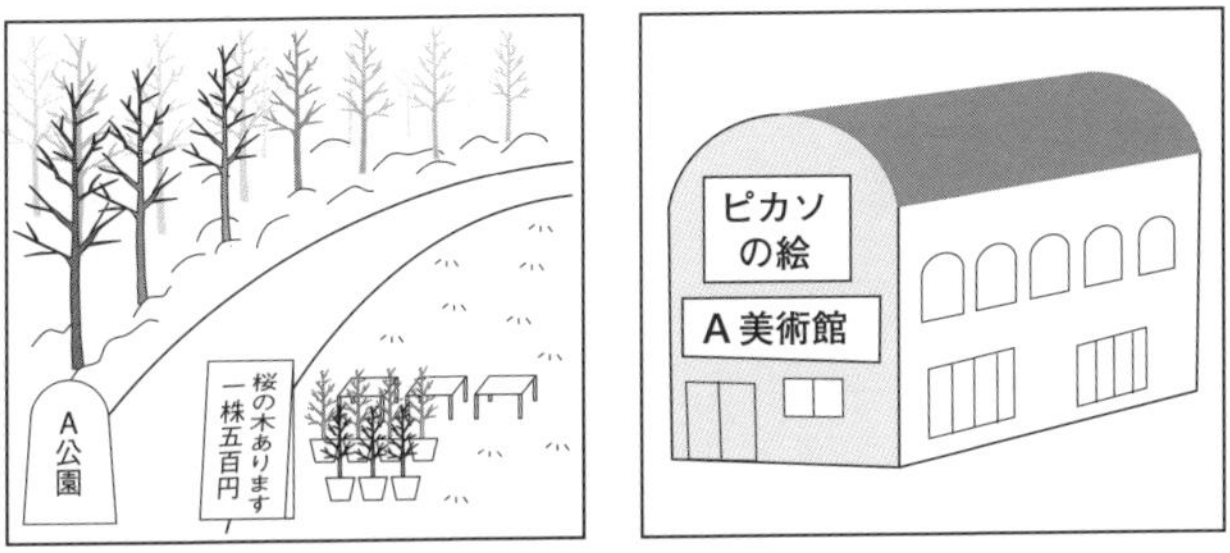


・誰もこのような内容を視覚的に思い浮かべて
　その情報を認識するわけではない。
・その場所のカテゴリーとその対象カテゴリーの結びつきを一定の
　形式で知ることができる状態で，人間は様々な知識経験によって，
　それがどのような情報なのかを認識することができる。

人間は、その情報と関係した色々な情報を記憶しているから、その情報を知るための問いを作ることができる。そして、その情報と関係した色々な情報を記憶し、その情報に含まれるカテゴリーに関する知識を持っているから、その関係した情報を解釈する仕方でその今の情報を解釈することができ、そのカテゴリーの結びつきがどのような意味を持つのか認識することができるのである。

人間は、その情報と関係した様々な情報を記憶しているから、その情報の内容を視覚的・感覚的に認識しなくても、それがどのような内容なのか認識することができる。もちろん、その情報を視覚的に認識しようとする場合も少なくない。言葉の表現が表す情報を理解し解釈するために、その内容を視覚的に認識しようとする場合も多い。言葉の表現が視覚的な内容を伝えようとしている場合には、我々はその内容を視覚的に認識する必要がある。小説家は、小説の中の情景を、言葉を使って視覚的に表現することもあるだろう。そして、その読者は、その言葉の表現から、その情景を視覚的に認識しようとする。読者は、その情景を表す言葉と共に、その視覚的な情景を記憶することができる。

## 事実のカテゴリー

「人間が（言葉が表す）情報をどのように認識するのか」という問題は、「人間が（言葉が表す）情報をどのように記憶しているのか」という問題と関係する。言葉を使った他者とのコミュニケーションによって、人間は様々な情報を記憶できるようになり、様々な情報を認識できるようになる。様々な情報を記憶しているから、人間は様々な情報を認識することができる。

まず、「A公園には桜の木が在る」という情報を、私は「A公園」に関する情報として記憶する。「A公園には何があるのか」という問いを作った時、私はその情報の内容を知ることができ、その情報を「A公園」に関する情報として記憶する。そして、「A公園」というカテゴリーを理解し、「A公園には何が在るのか」という問いを再び作った時、私はその情報の内容を思い出して知ることができる。「A公園」というカテゴリーを理解している状態で、その情報を思い出して認識することができるのである。

人間は、場所・物・人などのカテゴリーを記憶し、それらの特徴を情報として記憶している。そして、そのカテゴリーを理解している状態で、そのカテゴリーの特徴、そのカテゴリーに関する情報を、思い出して知ることができる。子供は、物や人などを表わす言葉を学習すると共に、それらの特徴を学習する必要がある。そして、子供は、物や人などの対象だけではなく、様々なカテゴリーを表わす言葉を学習する。対象の特徴を表す色や形などのカテゴリーを記憶し、対象の状態や行動などのカテゴリーを記憶し、さらに、現実の様々な側面を表す言葉・カテゴリーを記憶するのである。人間が言葉と共に記憶するカテゴリーは様々である。

そして、人間は、場所・物・人などの特徴を情報として記憶するだけではなく、一つの事実・事柄を情報として記憶することができる。我々は、日常的な事実・科学的な事実・歴史的な事実など、様々な事実を記憶している。あるいは、実際に存在する事実だけではなく、様々な事柄を記憶している。我々は、小説で描かれた出来事・事柄を記憶し、交通規則などを記憶している。そして、それらの事実・事柄をそれぞれ区別して記憶できることにより、それらの事実・事柄をそれぞれ一つの事実・事柄として理解することができるのである。我々は、ある分野の事実を一つの事実として記憶することができ、その事実を一つの事実として思い出して認識することができる。そして、我々は、その事実を一つのカテゴリーとして記憶することができる。我々は、その事実のカテゴリーを、物や人間のカテゴリーと同じように、一つのカテゴリーとして理解することができ、一つのカテゴリーとして記憶することができるのである。その時、その事実の種類（カテゴリー）に応じて活性化する脳の働きが形成されるのだろう。我々は、その脳の働きが活性化している状態で、その情報の内容を言葉で表すことができる。

人間は、物や人などの対象の種類に応じた脳の働きが活性化している状態で、その対象の種類に応じた行動を行うことができ、その対象の種類に応じた内容を表すことができる。それと同じ仕組みが脳の中に形成されることによって、人間は、一つの事実を、他の事実から区別して、一つの事実として記憶でき、一つの事実として理解できるようになる。そして、その事実の種類に応じた脳の働きが活性化している状態で、その事実の内容を言葉で表すことができ、その事実の形式の問いを持ちながら、それぞれのカテゴリーを知り、その事実を認識することができる。

その事実の形式の問いに対して、その答えとしてのそれぞれのカテゴリーを理解してその言葉を表す働きが形成され、そのそれぞれのカテゴリーをその事実の形式で結びつけて知ることができる仕組みが形成されることにより、その事実が一つの事実として記憶でき、一つの事実として認識できるようになる。そして、その事実が一つの事実のカテゴリーとして理解できるようになるのである。その事実を他の事実から区別して一つの事実として理解する働きが形成され、その事実の内容を表す働きが形成されることにより、その二つの働きを結びつけるネットワークが形成されて、そのネットワークが活性化している状態で、その事実のカテゴリーを理解し、その事実の内容を表すことができ、その事実の内容を知ることができるようになる。人間は様々な事実を記憶することができ、そのそれぞれを区別して理解することができる。そして、その事実のカテゴリーに応じて活性化する脳の働きが形成され、その脳の働きが活性化している状態で、人間はその内容を言葉で表し、その事実を認識することができるのである。

我々は「A公園には桜の木が在る」という情報を一つの事実として認識し、記憶することもできる。我々は、それを「どこの公園はどの樹木が在る」という日常的な事実として認識し、記憶することもできる。そして、我々は「A公園」「桜の木」というカテゴリーを理解しなくても、その事実のカテゴリーを理解している状態で、その内容を言葉で表しその内容を知ることができる。我々は、その事実のカテゴリーを理解している状態で、その事実の内容を思い出して知ることができるのである。

「どこの公園にはどの樹木が在るのか」という問いに対して、その答えとして「A公園」「桜の木」という言葉を表す働きが形成され、「どこの公園にはどの樹木が在るのか」という問いに対して「A公園」「桜の木」というカテゴリーを理解して、「A公園」「桜の木」というカテゴリーを知ることができ、「A公園には桜の木が在る」という事実を認識できるようになる。その時、「A公園には桜の木が在る」という事実を記憶でき、それを一つの事実のカテゴリーとして理解できるようになる。「A公園には桜の木が在る」という事実を、他の事実から区別して認識・理解できる働きが形成され、その事実の内容を表す働きが形成されることにより、その二つの働きを結びつけるネットワークが形成され、それを一つの事実のカテゴリーとして理解できるようになるのである。

## 様々な分野の事実の記憶

「A公園には桜の木が在る」という情報を「どこの公園にはどの樹木がある」という日常

的な事実として認識することができるように、我々は「A美術館にはピカソの絵が在る」という情報を「どこの美術館には誰の作品が在る」という日常的な事実として認識することができ、記憶することができる。あるいは、それは単に日常的な事実というよりも、美術という芸術の分野の事実と言えるのかもしれない。美術という分野に詳しい人間は、自分が住んでいる地域の美術館だけでなく、世界中の美術館に関して「どこの美術館には誰の作品が在る」という形式の事実を記憶しているのだろう。

そして、A市の住民は「A市では可燃ごみの回収が、月・水・金曜日に行われる」という事実を記憶しているかもしれない。それは日常生活に必要な情報であり、日常的な事実である。A市の住民はその事実を知りながら、今日は何曜日か確認して、可燃ごみを出す。あるいは、日本人は「日本では自動車は道路の左側を走る」という交通規則を日常的な事実・事柄として記憶している。しかし、日常生活において自動車を運転する人間は、そのような事実をあまり思い出すことはない。

我々は、日常的な事実以外にも、様々な分野の様々な事実を記憶している。我々は学校で「水素と酸素が化学反応し結合すると水ができる」という事実を学習する。我々は「ある分子と他の分子が化学的に反応し結合すると別の物質ができる」という化学の分野・科学の分野の事実を記憶している。そして、「鉄と酸素が化学反応し結合すると酸化鉄ができる」という化学的・科学的な事実は、「鉄が水に触れると錆びる」という日常的な事実と関係している。その日常的事実を科学的に説明する事実としてその化学的な事実がある。我々は「何と何が化学反応し結合すると何ができるのか」という形式の問いに対する答えとしてのそれぞれのカテゴリーを理解して、一つの化学的な事実を表すことができるようになり、その化学的な事実・化学反応を記憶することができる。

さらに、我々は様々な歴史的な事実・出来事を記憶している。「一一九二年に源頼朝は鎌倉幕府を開いた」という歴史的な事実を、多くの日本人は記憶している。我々は年代、人間、歴史的事項などを一定の形式で結びつけて、歴史的な事実を記憶することができる。我々は、今日ニュースで知った事実・出来事を、数年後に歴史的な事実として思い出すことができるかもしれない。そして、その「一一九二年に源頼朝は鎌倉幕府を開いた」という歴史的な事実を認識している時、我々はその事実と関係のある人間（源義経、弁慶、北条政子など）や事実・出来事（屋島の戦い、壇ノ浦の戦い、執権政治など）を思い出して知ることができる。

日常的な事実を認識している時にも、我々はそれと関係した事実・事柄を思い考えることができる。私は「A公園には桜の木が在る」という事実を認識している時、「A公園では春に桜の花が咲く」「来年の春に友人とA公園で花見をしよう」などという事実・事柄を思うことができる。あるいは、私は「A美術館にはピカソの絵が在る」という事実を認識している時、「A市はピカソの絵を購入するのにたくさんの税金を使った」「近いうちに、絵の好きな友人とA美術館にピカソの絵を見に行こう」などという事実・事柄を思うことができる。

我々は、様々な事実を記憶し、その事実を認識している時に、それと関係した様々な事実・事柄を思い出したり考えたりすることができ、それと関係した様々な物や人間を思い出すことができる。事実・事柄に関する記憶、物や人間に関する記憶を、我々は関係させて記憶している。あるいは、様々な事実、物、人間などに関する記憶は、我々の脳の中で互いに結びつきながら記憶されている。様々な記憶・情報が互いに結びついて記憶されているから、我々は必要な記憶・情報を必要な時に思い出して知ることができる。

## 一時的な記憶と長期記憶

さて、今認識している情報でも、長い間記憶される情報と、一時的にしか記憶できない情報がある。今目の前の様子を見て、「今目の前に見えている場所に何々が在る」という情報・事実を知っても、その情報は長くは記憶に残らない。それは、「今目の前に見えている場所」が、時間が経つと特定できなくなるからである。その場所が特定できなくなるため、その場所のカテゴリーが理解されず、場所のカテゴリーと対象のカテゴリーの結びつきが形成されない。しかし、その場所のカテゴリーとその対象のカテゴリーの結びつきが形成されなくても、「今見えている場所に何が在るのか」という問いに対して、その対象のカテゴリーを理解して、その名前やその外見（視覚イメージ）を表す働きを一時的に形成することができ、その問いに対してその答えのカテゴリーを知ることができる状態を作ることができる。

それは、今問題になっているカテゴリーを知る働きである。その問いに対して、その答えのカテゴリーを理解して、その名前や外見を表し、その表した内容を認識することによって、その問いに対する答えのカテゴリーを知ることができる。その問いに対して、その答えのカテゴリーを理解してその内容を表す働きが一時的に形成され、その問いに対する答えのカテゴリーを知ることができる状態が一時的に作られるのである。その問いを持ち続けている間、その答えのカテゴリーを理解してその内容を表すことができ、その問いに対する答えのカテゴリーを知ることができる。

「今目の前に何が在るのか」という問いに対する答えの対象のカテゴリーを知ることができても、しばらく経つと、その問いを作ることができなくなる。それは、その場所のカテゴリーを理解できなくなるからである。その場所のカテゴリーが理解できれば、その場所のカテゴリーを理解している状態で「その場所に何が在るのか」という問いを作ることができ、その答えとして対象のカテゴリーを知ることによって、その場所のカテゴリーとその対象のカテゴリーの結びつきを形成することができる。そして、時間が経ってからでも、その場所のカテゴリーを理解している状態で「その場所に何が在るのか」という問いを作ることができ、その答えの対象のカテゴリーを知ることができる。

物、人間、場所などに関する情報を記憶する場合は、その物などのカテゴリーを理解している状態で、その特徴などを知るための問いを作り、その答えのカテゴリーを知ることによって、その二つのカテゴリーの結びつきを形成し、記憶することができる。そして、その物、人間、場所などのカテゴリーを理解している状態で、その特徴などのカテゴリーを思い出して知ることができるようになる。

事実に関する記憶についても、その事実の形式でそれぞれのカテゴリーの結びつきを知ることができる仕組みを形成することによって、その事実を記憶できるようになる。そして、その事実を一つの事実として特定できるようになることによって、その事実のカテゴリーが形成され、その事実のカテゴリーを理解している状態で、その事実の内容を言葉で表し、そ

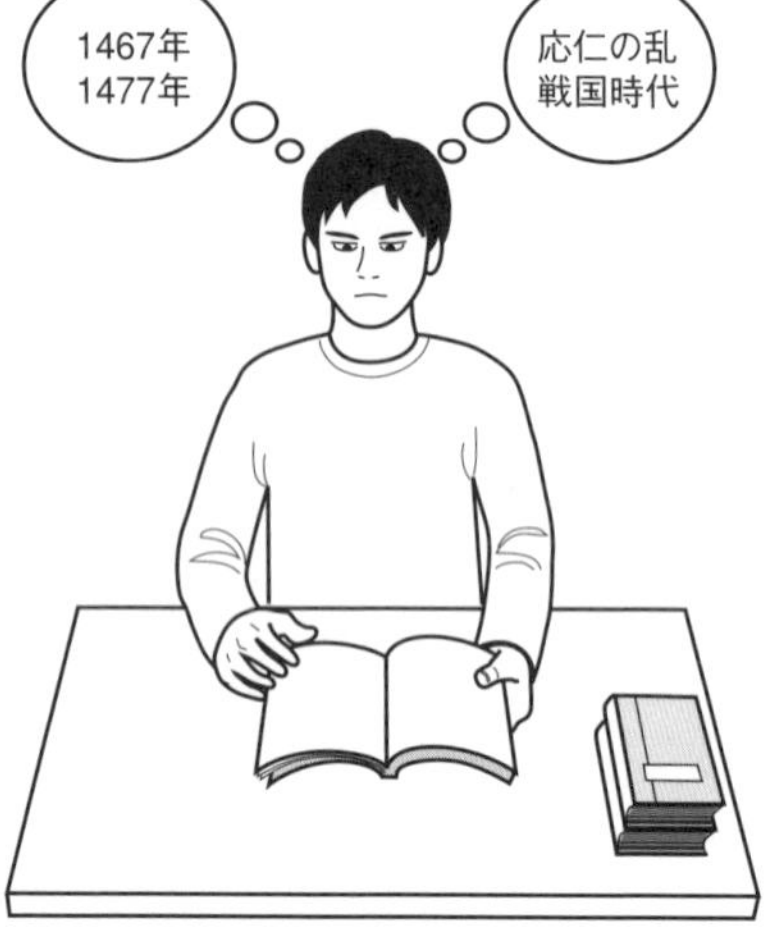


・学生は試験の前に様々な問いに対して様々な答えのカテゴリー・言葉を記憶しようとするが，試験が終わるとすぐに忘れてしまう場合も多い。

の事実の内容を知り、その事実を再び認識できるようになる。

しかし、その事実の形式でそれぞれのカテゴリーの結びつきを知ることができる仕組みが形成されても、その事実に関係した情報・知識があまりないと、その事実を適切に認識できず、その事実に対する興味も薄れ、その事実は忘れられていくのだろう。あるいは、その事実の中に、その言葉・名前は知っているが、その内容についてはあまりよく知らないカテゴリーが含まれる場合も、その事実の認識、解釈があいまいになり、それが一つの事実として特定できず、それが一つの事実のカテゴリーとして理解できるようにはならない。その場合も、その事実は長くは記憶することができない。

学生が試験の前に、カテゴリーの結びつきや、事実の形式でカテゴリーの結びつきを記憶しても、短い間しか記憶できないのは、その対象のカテゴリー、事実のカテゴリーに関する知識が足りないからである。あるいは、試験の前の学生は、その問いの中のカテゴリーを理解せず、その問いそのものを理解しないで、今問題になっているいくつかのカテゴリー・言葉を記憶しようとすることもある。問いをよく理解しなくても、今問題になっているカテゴリーを理解したり、言葉を表したりする仕組みが一時的に形成されることもあるのである。

## 今必要な情報を知る能力

人間は、言葉を発する身体的能力を発達させ、様々な言葉を発することができるようになり、様々なカテゴリーを理解できるようになる。人間は、様々な物や人間、場所などを区別して理解できるようになり、それらに関する様々な情報を記憶できるようになる。そして、複数のカテゴリーを理解しながら、それらの言葉を一定の形式で表すことにより、様々な事実・事柄を表すことができ、その様々な事実・事柄を認識し区別して理解でき、記憶できるようになる。

物や人間、場所に関する情報を記憶する場合には、その物や人間、場所のカテゴリーを理解して問いを作り、その物などのカテゴリーとその特徴のカテゴリーの結びつきを知り、そのカテゴリーの結びつきを形成する働きが必要である。事実・事柄を記憶する場合には、その事実・事柄の形式でそれぞれのカテゴリーの結びつきを知り、その事実・事柄の形式でそれぞれのカテゴリーの結びつきを形成する働きが必要である。そして、そのいずれの場合にも、その記憶が形成されるためには、様々なカテゴリーに関する記憶、様々な事実・事柄に関する記憶が必要である。様々な物や人間、場所などのカテゴリーに関する記憶、様々な分野の事実に関する記憶がそれぞれに関係しあい、脳の中で結びつきながら記憶されていることにより、人間は、今必要な記憶・情報を思い出して知ることができ、次々に新しい情報を知り記憶することができるのである。

そして、人間は生活し行動しているから、今自分にとって必要な情報を思い出して知ることができる。人間は、自分の生存のために何かを行う必要があり、その行動を適切に行うために、その行動と関係した情報を知ることができる能力を持つようになる。人間は自分の生命を維持するために食べ物を得る必要があり、食べ物を得るために多くの人間は働く必要がある。人間は常に何かを行う必要があり、その行動を適切に行うために、その行動に関係した情報を知ることができるようになるのである。

我々は、日常生活の中で次に行うべき自分の行動を知ることができ、次に行う自分の行動を選択することができる。そして、その行動を行う前に、その行動に関係した情報を思い出すことができ、今必要な情報を思い出して知ることができる。我々は、日常生活の中で次に行う行動を知る能力を身につけ、その行動を行う前に、その行動に関して必要な情報を思い出して知る能力を身につける。我々は、日々の経験の中で、行動とそれに関係した情報の結びつきを知るようになり、その結びつきが形成されることにより、その行動を行う前に、その関係した情報を思い出して知ることができるようになるのである。

我々は、行動する前に、その行動と関係した情報を思い出して知ることができ、その行動を適切に行うことができる。ある物・道具を使って行動する時は、その物の使い方や特徴など、その物に関して記憶している情報を思い出して知ることにより、その物を使った適切な行動を行うことができる。ある人間に対して行動する時は、その人間の特徴や、その人間と対応する際の注意点などの情報を思い出して知ることによって、その人間に対する適切な行動を行うことができる。

私は、朝仕事に出かける前に、私が毎朝乗るバスの時刻を思い出すことができ、「そのバスはその時刻よりも少し早く行ってしまうことがある」という事実を思い出して知ることができる。あるいは、私は、ごみを出す日の朝に寝坊をしてしまった時、ごみを出そうとしながら「ごみを出す時刻が過ぎてしまった」という事実を知ることができ、「ごみ置き場にごみが残されていれば、まだごみを出すことができる」という事柄を知ることができる。我々は、日々の生活の中で、次に行う行動を知ることができ、その行動に関係した情報を記憶し、その行動を行う前にその情報を思い出して知ることができるようになる。

## 考える働きと知る働き

さらに、我々は、その行動に関して記憶している情報を思い出して知るだけではなく、その行動について考え、その行動を適切に行う方法について考えることができる。我々は自分の次の行動について考えるだけでなく、明日の行動、数日後の行動、数週間後の行動についても考えることができる。「その行動をどのように行えばよいのか」という問いを作った時、我々は、その行動に関係したいろいろな情報を思い出して知りながら、適切な行動の仕方を知ることができ、新しい行動の仕方を考え出すことができる。考える働きは、単に問題・課題に対する正しい答えの内容（カテゴリーなど）を知る働きだけではない。考える働きは、問題・課題に対して、自分なりの答え、自分なりの考えを、想像して作り出す働きでもある。我々は、問題・課題に対して、自分独自の新しい考え・意見を想像し、考えることができる。

そして、ある問題、ある人間、ある物について考えている時も、我々は、それと関係した情報を思い出して知ることができ、その問題、その人間、その物に対する自分なりの考え・意見を作り出すことができる。何かを知ろうとする行動、何かを考えようとする行動においても、その知ろうとする内容、考えようとする内容に関係した情報を思い出して知ることによって、その行動を適切に行うことができるのである。我々は、ある問題に対してその答えを得ようとする行動において、その答えを得るために必要な情報を思い出して知ることができ、その行動を適切に行うことができる。数学の問題を解く時には、その問題を解くために必要な公式を思い出して知ることができ、その公式を使ってその問題を解くことができる。その問題を解いた時にその公式を使った経験により、我々はその公式を思い出すことができ、問題を解くことができるようになる。

現代の人間は、身体を実際に動かす行動よりも、何かを知ろうとする行動、何かを考えようとする行動を多く行うようになってきている。そして、何かを知ろうとする行動や何かを考えようとする行動を、適切に行うことができるのも、我々が日々の経験で、その行動に必要な情報を思い出して知ることができる能力を身につけているからである。

## 思い出した内容や考えている内容の認識

そして、必要な情報を思い出す働きと自分の考えを作り出す働きによって、他人との会話が可能になる。他人と会話する時、我々は、必要な情報・事柄を思い出して、その内容を言葉で表し相手に伝えることができ、あるいは、自分の考えを作り出して、その内容を言葉で表し相手に伝えることができる。この時、思い出した事柄や考えた事柄を、言葉で表し相手に伝える前に、我々は、その思い出した事柄や考えた事柄を、どのようにして認識し理解することができるのだろうか。

他人と会話する時、我々は、思い出した事柄を、実際に言葉に出して相手に伝える前に、その思い出した事柄を、自分である程度認識することができる。「その事柄が、今相手に話す内容として適切な内容であるのか」を判断してから、我々は、その事柄を実際に言葉に出して相手に伝えることができる。その時、その事柄を一旦頭の中で言葉に表し、その内容を認識してから、その事柄を言葉で表し相手に伝えているわけではない。重要な事柄を相手に伝える場合や、会議などで多くの人々にある事柄を伝える場合などは、その事柄を一旦頭の中で言葉に表し、その内容を認識してから、その事柄を実際に言葉に出して相手に伝えることも多いだろう。しかし、日常的な会話の中で、我々は、思い出した事柄を、そのまますぐに言葉に出して相手に伝えることができる。

我々は、記憶しているある事柄・事実を思い出す時、その事柄・事実のカテゴリーを理解することによって、その事柄・事実を思い出し、その内容を言葉で表すことができる。そして、その内容を言葉で表すことによって、我々は、その事柄・事実の内容を明確に認識することができる。しかし、我々は、その内容を言葉で表さなくても、その事柄・事実のカテゴリーを理解している状態で、それがどのような事柄・事実なのかを、ある程度認識することができる。我々は、その事柄・事実のカテゴリーを理解している状態で、その事柄・事実の形式でそれに含まれるいくつかのカテゴリーを理解しながら、その事柄・事実の内容をある程度認識することができる。

我々は、一つの事柄・事実のカテゴリーを理解している状態を作り、それに含まれるいくつかのカテゴリーを理解することができ、その事柄・事実を認識することができる。我々は、その事柄・事実の内容を言葉で表さなくても、その事柄・事実のカテゴリーを理解し、それに含まれるいくつかのカテゴリーを理解することによって、その事柄・事実をある程度認識することができるのである。それは、事柄・事実の形式の問いに対して、その答えとしてのいくつかのカテゴリーを理解しながら、その事柄・事実を認識することができる、ということである。そして、それは、その事柄・事実の形式で、それに含まれるいくつかのカテゴリーを理解することによって、その事柄・事実を認識できる、ということである。我々は、その事柄・事実を思い出し、その事柄・事実のカテゴリーを理解している状態で、その内容を言葉で表さなくても、それがどのような内容なのか、ある程度認識することができるのである。

そして、自分で考えた事柄を、言葉で表し相手に伝える場合も、その事柄を言葉で表さなくても、我々は、その事柄・事実の形式でいくつかのカテゴリーを理解しながら、その自分で考えた事柄を認識することができる。我々は、ある一般的な事柄・事実の形式でいくつかのカテゴリーを理解しながら、一つの事柄・事実を認識することができ、それを一つの事柄・事実として理解することができる。他人と会話する時にも、我々は、ある事柄・事実の形式でいくつかのカテゴリーを理解しながら、自分の考えを作り出すことができ、その内容を言葉で表し相手に伝えることができる。

たとえば、私は友人たちとの間で「旅行」について話をしている時、「私たちは何に乗ってどこへ行く」という事柄の形式で、「飛行機」「金沢」というカテゴリーを理解しながら、その自分の考えを認識して、「飛行機に乗って金沢へ行こう」という自分の考えを、言葉で表し友人たちに伝えることができる。この場合、それは、「私たちは何に乗ってどこへ行くのか」という問いに対する答えとしての「飛行機」「金沢」というカテゴリーを理解しながら、私は自分の考えを認識して、それを言葉で表すことができる、ということである。私は一定の形式の問いを作り、その答えとしてのそれぞれのカテゴリーを理解することにより、一つの事柄を認識し理解している状態で、その内容を言葉で表すことができるのである。そして、「私たちは何に乗ってどこへ行くのか」という事柄の形式の問いに対して、「飛行機」「金沢」という答えのカテゴリーを理解しながら、私は、「飛行機に乗って金沢へ行く」という自分の考えを認識することができる。我々は、言葉を使って考えている内容を表さなくても、事柄・事実の形式の問いを持ち、その答えとしてのいくつかのカテゴリーを理解しながら、自分の考えを認識することができる。我々は、事柄・事実の形式で、いくつかのカテゴリーを理解しながら、自分の考えを作り、その内容を認識することができ、さらに、その自分の考えを言葉で表し他人に伝えることができるのである。

そして、我々は他人との会話の中で、考えている内容を言葉で表しながら、その自分の考えを明確に知ることができ、さらにその自分の考えを展開し、その内容を言葉で表し、他人に伝えることができる。我々は、自分の考えを言葉で表すことによって、その内容を明確に認識することができ、考えを進めることができるのである。自分の考えを言葉で表し他人に伝えると共に、その自分の考えを自分でも知ることができるのである。思い出した事柄・事実を他人に伝える場合も、その内容を言葉で表しながら、その思い出した事柄・事実の内容を自分でも明確に知ることができる。我々は、思い出した事柄・事実を話している途中で、その内容について考えることができ、話す内容を変更することもある。

我々は、他人と会話している時、思い出した事柄や考え出した事柄を、その事柄の形式で主要ないくつかのカテゴリーを理解しながら、認識することができ、「今話す内容として適切であるのか」を判断し、その内容を実際に言葉に出して相手に伝えることができる。そして、我々は、相手が話した内容に対して、すぐに関係した事柄を思い出し、その内容を認識して言葉で表すことができ、すぐに関係した事柄を考え出し、その内容を認識して言葉で表すことができるので、スムーズに会話を行うことができるのである。

# 第5章　言葉をめぐる問題

## 認識能力の進化と言葉

動物は単細胞生物から進化し、感覚器官、神経組織、運動組織、脳を発達させた。動物は、自分にとって意味のある特定の対象の刺激を感じた時、その刺激を与えた対象に対して、特定の行動を行う認識能力を持つ。そして、哺乳動物は、特定の意味を持った対象を見つけた時、その対象の意味を理解している状態で、その対象の意味に応じた行動ができるようになり、さらに、人間は、特定の対象を見つけた時、その対象の種類を理解している状態で、その対象の種類に応じた行動ができるようになる。

そして、人間は、その対象の種類を理解している状態で、その対象の種類に応じた内容（言葉や視覚イメージなど）を作り出す働き、思い浮かべる働きを持つようになる。その時、人間は、言葉を使った仲間とのコミュニケーションの中で、他者に伝えることができ、他者から伝えられる情報を知る能力を持つようになるのである。たとえば、他者が指し示した場所に関して「その場所に何が在るのか」という問いを作りながら、他者が言った言葉を聞き、その言葉が表している対象の種類を理解し、その対象の種類に応じた内容（対象の姿・視覚イメージ）を作り出し、思い浮かべることによって、「その場所に何が在るのか」という問いに対して、その答えとしての対象の種類を知ることができる能力を持つようになる。
それは、「その場所に何が在るのか」という問いに対して、他者が言った言葉に対応した対象の種類（カテゴリー）を理解し、その対象の姿を思い浮かべる働きが一時的に形成され、その問いを持ち続けている間、その対象の種類を知ることができる状態が作られる、ということである。人間は、問いを作り、その答えのカテゴリーを理解して、そのカテゴリーに応じた内容を自ら作り出し、その自ら作り出した内容を認識することによって、その問いに対する答えのカテゴリーを知ることができる状態を作ることができるようになるのである。

さらに、人間は、問いを作る働きによって、対象のカテゴリーとその特徴のカテゴリーを結びつけて知ることができる脳の仕組みを形成し、そのカテゴリーの結びつきを長い間記憶できるようになる。その対象のカテゴリーを理解している状態で、その特徴のカテゴリーを理解し、その特徴のカテゴリーに応じた言葉などを表す働きが形成され、記憶されるのである。人間は、特定の物、特定の人間、特定の場所に関して、それと結びついた特徴などのカテゴリーを、仲間から教えられて知ることができ、記憶することができるようになる。あるいは、人間は、特定の物に関して、言葉で表すことができる特徴を記憶するだけではなく、その物を以前に見た場面の内容などを記憶して、その物のカテゴリーを理解している状態で、その場面の内容を思い出すこともできるのだろう。

そして、人間は、対象のカテゴリーと特徴のカテゴリー、場所のカテゴリーと対象のカテゴリーなど、二つのカテゴリーの結びつきを知ることができるだけではなく、一定の言葉の形式で複数のカテゴリーを結びつけて表すことができ、その一定の言葉の形式で複数のカテゴリーの結びつきを知ることができるようになる。この時、一定の言葉の形式の問いに対して、その答えとしてのそれぞれのカテゴリーを理解して、そのそれぞれの言葉を表す働きが形成され、その言葉の形式の問いに対して、その答えとしてのそれぞれのカテゴリーを、その言葉の形式で結びつけて知ることができるようになる。

目の前に見えている現実のあり様も、一定の言葉の形式で表し、それを一つの事実として知ることができるようになる。ある現実のあり様を「どこで誰が何をしているのか」という言葉の形式で表し、その内容を自ら一つの事実として知ることができる。さらに、その事実・情報を他者に伝えることができ、その言葉を聞いた他者は、その伝えられた現実のあり様を、その言葉の形式で認識し、一つの事実として知ることができるのである。

## 言葉と知識

そして、人間は、いくつかの言葉の形式、様々な事実の形式で現実のあり様を表し、様々な事実を知ることができ、様々な事実をそれぞれ一つの事実として理解し記憶できるようになる。人間は、その事実を一つの事実のカテゴリーとして理解でき、その事実のカテゴリーを理解している状態で、その事実の内容を表し、その事実の内容を知ることができる。さらに、実際に見ることができる現実のあり様だけではなく、実際には見ることができない色々な現象も言葉で表し、それを一つの事実として知り、一つの事実のカテゴリーとして理解し、記憶することができる。簡単には見ることができない現象を言葉や記号で表し、それを一つの事実として解明しようとする科学も発達する。

人間は、様々な物や人間、場所などに関する記憶を持つと共に様々な事実を記憶する能力を持つ。それによって人間は、物や人間、場所などに関しても、さらに多くの情報を記憶することができるようになる。人間は、様々な分野の様々な事実・情報を記憶し、大量の知識を持つことができる。もっとも、人間が多くの知識を持つようになったのは、多くの本が発行され、新聞やラジオ、テレビなどの情報伝達手段が発達した近代、現代になってからだろう。江戸時代の多くの日本人は、日常生活に関係した関心しか持たず、生活に結びついた知識だけを持って暮らしていただろう。人間は言葉を習得し、その言葉が表すカテゴリーを理解できるようになり、そのカテゴリーに関係した色々な情報・知識を記憶し、様々な分野の様々な情報・知識を記憶することができる。そして、記憶する必要がある言葉や情報・知識は、増え続けている。

しかし、膨大な量の知識を持つ現代の人間も、哺乳動物であり、それらの知識を使わなくても、行動と結びついた認識を行うことができる能力を持っている。現代の人間にとっても、認識の基礎にあるのは、何かを知る働きではなく、対象などのカテゴリーを理解してそのカテゴリーに応じた行動・処理ができる働きである。人間を含めて動物は、特定の意味を持った対象を理解する脳の仕組みを持ち、それによって人間や動物の認識は可能になるのである。

## 言葉の意味

「言葉の意味とは何か」「我々は言葉から何を理解するのか」という問題について考えてみよう。

「言葉はそれに対応した対象を表す」という考え方が、一番単純でわかりやすい。「犬」という言葉は犬という対象を表し、「ボールペン」という言葉はボールペンという対象を表す。そして、人間の子供は、「犬」という言葉と犬という対象の結びつきを記憶し、「犬」という言葉を聞いた時は犬という対象を思い出し、犬という対象を見た時は「犬」という言葉を表すことができる。この時、どのようにして「犬」という言葉と犬という対象の結びつきが形成されるのかが問題となる。そして、「言葉と対象の結びつきは、我々の脳によって形成される」というのが私の答えである。言葉と対象を結びつけるのは、我々の脳である。

犬という対象を見て、犬という対象の種類（カテゴリー）を理解した時に、その対象の種類に応じた言葉を表す働きが形成されることによって、人間の子供は、犬という対象を見た時に、「犬」という言葉を表すことができるようになる。この時、犬という対象を見分ける働きと「犬」という言葉を表す働きを結びつけるネットワークが脳の中に形成されるのである。それによって、子供は、犬という対象を見た時に、そのネットワークが活性化し、犬という対象の種類を理解して「犬」という言葉を表すことができるのである。さらに、様々な犬を見るうちに、「犬」という言葉を使うことができる対象を見分ける働きが形成され、子供は、様々な形態の犬を見た時に、「犬」という対象の種類を理解して「犬」という言葉を表すことができるようになる。そして、「犬」という言葉を聞いた時に、その外見などを作

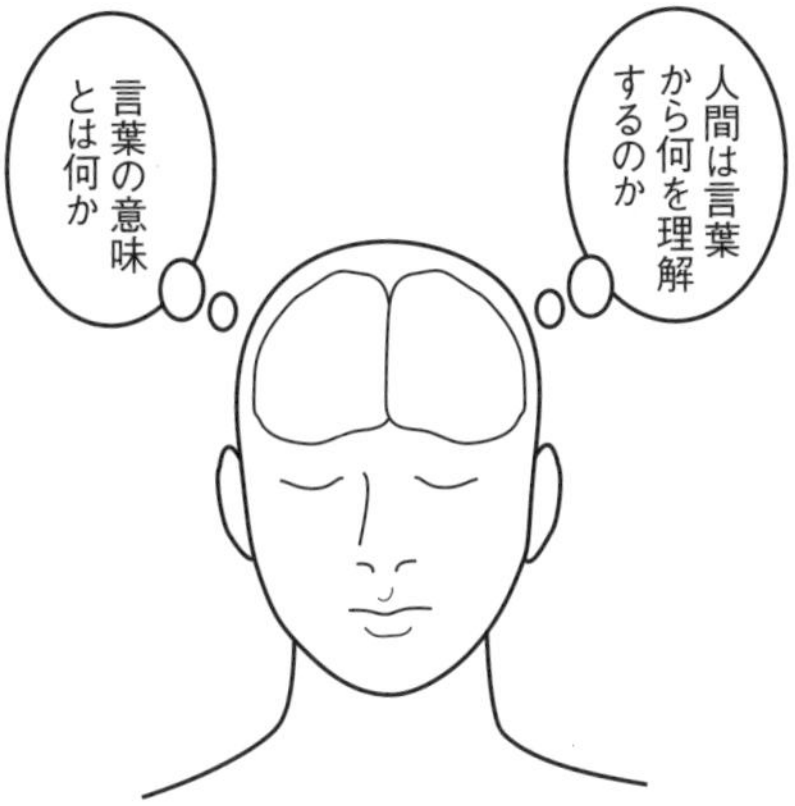
言葉の意味とは何か
人間は言葉から何を理解するのか

しかし，言葉は脳の中で理解される。

り出す（思い浮かべる・イメージする）ことができるようになることによって、「犬」という言葉を聞いてその犬という対象を識別する働きと、その対象の外見などを作り出す（思い浮かべる・イメージする）働きを結びつけるネットワークが脳の中に形成され、子供は、「犬」という言葉を聞いた時に、そのネットワークが活性化し、犬という対象の種類（カテゴリー）を理解できるようになるのである。

「犬」という言葉を学ぶ時に、犬という対象を見て犬というカテゴリーを理解し「犬」という言葉を表すことができ、「犬」という言葉を聞いて犬というカテゴリーを理解できる仕組みが、脳の中に形成されるのである。そして、「犬」という言葉を聞いて犬というカテゴリーを理解できるようになるためには、犬の外見など犬に関して記憶している内容を思い出すことができる働きが必要である。対象を表す言葉を学ぶ時には、その対象のカテゴリーを理解して、その対象の外見などを思い浮かべる・イメージする働きも形成される。その対象の外見を思い浮かべることにより、「その言葉が表す対象は何か」という問題をくり返し学習することができる。その言葉を聞いた時、その言葉が表す対象などに関して記憶している内容を思い出すことができる能力が、言葉の理解には必要である。あるいは、「犬」という言葉を含んだ言葉の表現を理解する場合にも、その対象の外見を思い浮かべる働きは必要な働き、有効な働きである。

しかし、物や人間などの対象を表す言葉でも、その外見を思い浮かべることができない対象を表す言葉が多くある。その場合は、その対象に関して記憶している他の情報を思い出して、その対象の種類を特定し理解する必要がある。「犬」という言葉を聞いてその外見を思い浮かべるのも、「犬」という言葉が表す対象を特定して理解するためである。人間は、対象を表す言葉を聞いてその対象の種類（カテゴリー）を理解した時、その対象の外見などその対象に関して記憶している情報を思い出して、その言葉が表す対象の種類（カテゴリー）を意識的なレベルで理解し知ろうとするのである。そして、その言葉を聞いた時、その対象の外見などその対象に関して記憶している情報を思い出すことができるのも、その対象の種類（カテゴリー）を脳が理解しているからである。

## 様々な言葉

人間は、対象を表す言葉以外にも様々な言葉を持っている。それらの言葉を使うことができるようになるのも、その言葉を使うことができる現実の様子・現実の一側面などを見分ける働きと、その言葉を表す働きの結びつきが、脳の中で形成されるからである。その言葉を使うことができる現実の様子・側面を見分けることができるようになるのである。そして、どのような様子・あり様・側面を表すためにその言葉を使えばよいのかわかるようになり、そのカテゴリーを理解できるようになる。そして、その言葉を聞いた時には、そのカテゴリーを理解しながら、他のカテゴリーと区別して、その言葉を使うことができる様子・あり様・側面を説明できるようになる。

行動を表す言葉を習得し、その言葉を使うことができるようになるのも、その言葉を使うことができる行動を見分けることができるようになるからである。その行動を見た時、その行動の種類（カテゴリー）を理解して、その言葉を表すことができるようになる。子供は、様々な行動を区別して理解できるようになり、その行動を適切な言葉で表すことができる能力を身につけるのである。そして、その行動を表す言葉を聞いた時には、その行動のカテゴリーを理解して、その行動を視覚的にイメージしたり、言葉で説明したりすることができるようになる。あるいは、その行動を表す言葉を聞いた時に、その行動を視覚的にイメージしたり、言葉で説明したりすることができるようになることによって、その行動のカテゴリーが理解できるようになるのである。さらに、その行動を命じる言葉を聞いた時には、その言葉が表す行動を知ろうとしないで、その行動を実際に行うこともあるだろう。行動を表す言葉を習得する時には、その行動を行う動作をすることによって、その言葉が表す行動を理解できるようになることがあるのかもしれない。

そして、「大きい」「美しい」などの形容詞は、物や人間などの対象を形容し修飾するための言葉なのだろうか。多くの形容詞を習得することによって、物や人間などの対象を、様々な角度から表すことができ、様々な角度から認識することができるようになる。我々は、様々な形容詞を習得することによって、物や人間などの対象を形容し修飾するための様々なカテゴリーを理解できるようになり、様々な意味を持った事実・事柄を表すことができるようになる。さらに、「急いで」「ゆっくり」などの副詞を習得することにより、行動を「速さ」

という視点から表し認識することができる。我々は、様々な副詞を習得することによって、行動や状態、様子、あり様などを、様々な視点から表し認識するためのカテゴリーを理解できるようになり、現実のあり様を言葉を使って表し認識する人間の能力は、大きく進歩する。

対象を表す言葉を含め言葉は、現実のあり様を、様々な視点・角度から区別して表し認識するための道具である。人間は、様々な言葉を習得することによって、それらの言葉を使って、日常的なあり様や、科学的な現象を表すことができ、その表した言葉の表現から、日常的な事実、科学的な事実を認識することができる。そして、様々な事実を学ぶと共に、様々な言葉が表すカテゴリーが理解できるようになり、そのカテゴリーに関する知識を持つことができる。人間は、様々な言葉を学び、様々なカテゴリーが理解できるようになり、そのカテゴリーに関する情報を記憶し、さらに、様々な事実を認識し記憶できるようになる。

## 言葉の習得に必要な知識と文法の習得

経済学の分野には、複雑で一般には理解しづらい多くの専門的な言葉、多くのカテゴリーがある。経済学者や経済学に詳しい人たちは、それらの言葉、カテゴリーを使って、経済学という分野の事実・経済現象を表し、説明することができる。それらの人々は、その経済学という分野の知識があるから、それらの言葉、カテゴリーを理解できるようになるのだろう。その知識があるから、経済的な事実を表す時に、それらの言葉を使うことができる。それらの人々は、その経済学の知識を持っているから、そのカテゴリーを理解することができ、その言葉を使うことができ、そのカテゴリーを説明することができるのである。他の分野でも、専門的な言葉、カテゴリーを理解できるようになるには、その分野の知識が必要である。人間は、一つの言葉を単独で習得するのではなく、それと関係した言葉や知識と関係させて、その言葉を習得することも多い。

そして、人間はそれぞれの言葉を学ぶと共に、文法を習得する必要がある。それぞれの言葉の使い方がわかるようになることによって、現実のあり様の表し方がわかるようになり、それによって文法もわかるようになる。現代人は、母国語の文法を学校で学習するが、文法は、現実のあり様や自分の思いを言葉で表し、他者と会話をする中で、自然と身につくものである。間違った言葉の使い方をすれば、子供は大人からその正しい言葉の使い方を教えられ、子供は母国語の文法を覚える。言葉を使って現実のあり様を表し、自分の思いを表す中で、人間の脳は、文法を記憶できるようになる。さらに、人間は、文法を習得する時に、接続詞や助詞などの言葉を習得することができる。接続詞や助詞は、人間が言葉を使う中で自然に覚える言葉である。

母国語の文法の習得に対して、外国語の文法を習得する時には、文法をそれ自体として記憶する必要がある。生活の中でその言語を使い、自然にその文法を身につけることができないからである。そして、その記憶した文法の知識を思い出しながら、その外国語の言葉を使って現実のあり様や自分の思いを表す必要があり、その外国語で表された言葉の表現を聞く時や読む時も、その記憶した文法の知識を思い出しながら、その言葉の表現を理解しなければならない。しかし、その言語を使う外国で生活したり、その外国語を勉強したりして、その言葉でスムーズに会話ができるようになると、自分の思いを自然にその言葉で表すことができるようになり、その文法を思い出さなくてもその言葉を表すことができ、その言葉を理解できるようになる。意識できない脳のレベルで、その外国語の使い方、その外国語の文法を、記憶することができたのである。

人間は、様々な知識や文法の知識を持つことによって、言葉を使って現実のあり様を表すことができ、その表した内容を一つの事実・事柄として認識できるようになる。人間は、ある人間を認識する場合も、「その人間が誰であるのか」を認識するだけではなく、「その人間がどこで何をしているのか」という事実を認識できるようになる。たとえば「Ａ氏が駅前通りを歩いている」という事実を認識でき、さらには「A氏が駅前通りを急いで歩いている」という事実を認識することができる。人間は、様々な言葉を学び文法を学ぶことによって、現実のあり様を言葉で表し、その表した言葉の表現を一つの事実として認識できるようになるのである。

## 言葉の表現の理解

さて、人間の日常生活の中で言葉は実際にどのように使われるのか。

太古の昔、言葉が一つの言葉だけで使われ、表された時代には、他者に命令を伝えたり、自分の感情を表したりするためなどに、言葉を使う場合も多かったのだろう。そこから複数の言葉を結びつけて表す能力が発達し、多くの場合、言葉は他者に情報を伝えるために使われ、表されるようになっていく。もちろん現在でも、言葉で命令を伝え、言葉で自分の感情を表すことは、重要な言葉の使い方である。

コミュニケーションの手段・道具として使われる言葉は、普通一つの言葉としてではなく、いくつかの言葉を結びつけた表現として使われる。一つの言葉で情報を伝える場合も、その言葉を聞いた人間は、その省略された言葉を認識する必要がある。特に、日本語では、主語の省略など多くの言葉が省略されるが、聞き手は当然その省略された言葉を認識する必要がある。多くの場合、人間は、言葉を使って相手に情報を伝えようとする。その言葉を聞いた人間は、その言葉・言葉の表現から、それが表す情報の内容を知り、その情報を認識しようとする。そして、情報の内容を知ることの基礎は、一定の形式の問いを作り、その問いに対する答えのカテゴリーを知ることである。言葉の表現を理解しようとする人間は、その言葉の表現に対して、一定の形式の問いを作り、その問いに対する答えとして、それぞれの言葉が表しているそれぞれのカテゴリーを知ろうとするのである。

言葉の表現を理解しようとする多くの場合、我々は、そのそれぞれの言葉が表している内容を知ろうとするのではなく、その言葉の表現が表している情報の内容を知ろうとする。その言葉の表現に対して、一定の情報の形式で問いを作り、その問いに対する答えとしてのそれぞれのカテゴリーを、その情報の形式で知りながら、その情報の内容を知ろうとするのである。その一定の情報の形式の問いに対して、そのそれぞれの言葉が表すカテゴリーを、その答えとして知ることにより、その情報の形式でそれぞれのカテゴリーを理解して、その言葉を表す働きが形成され、その情報の内容を知ることができる状態を作ることができる。あるいは、それは、一定の事実の形式の問いを作って、その事実の内容を知ることができる状

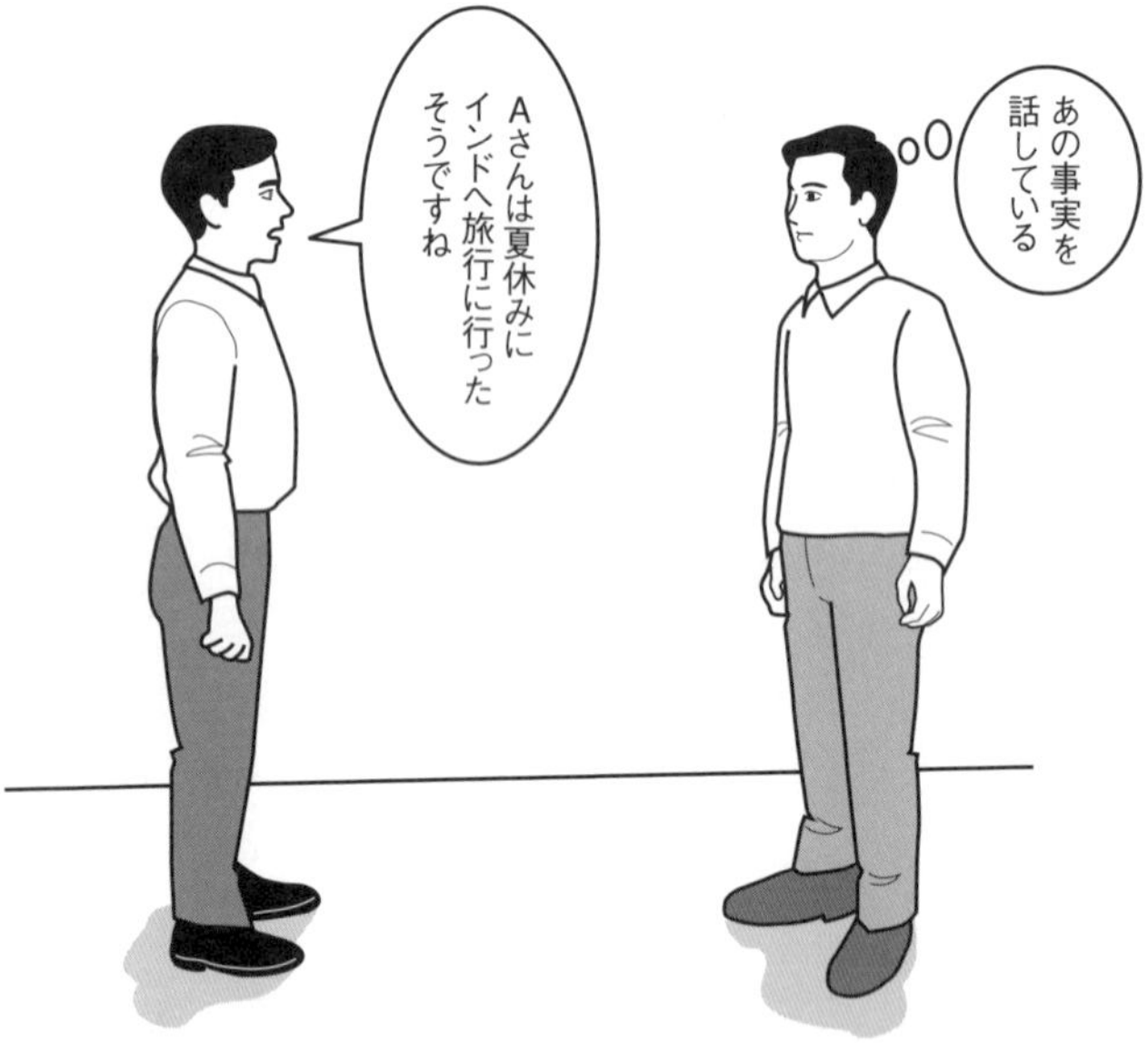
Aさんは夏休みに
インドへ旅行に行った
そうですね
あの事実を
話している

・それぞれの言葉が表わしているカテゴリーを知ろうとしなくてもその事実がすぐに理解できる場合も多い。

態を作ることができる、ということである。我々は、それを一つの事実のカテゴリーとして理解でき、記憶できるようにもなる。その情報・事実に対する興味によって、それが一つの事実として長い間記憶できるようになるのである。あまり興味のない分野の事実に関しては、その事実の内容を一時的に知ることができる状態を作ることができても、それを一つの事実のカテゴリーとして理解し記憶できる仕組みは形成されないのだろう。

そして、我々は、その事実の内

容、それぞれのカテゴリーの結びつきを、その事実の形式で知ることができる状態で、その事実について考え解釈し、それがどのような内容なのか認識することができる。それは、我々がその事実やその事実に含まれるカテゴリーに関係した様々な知識を持っているから可能になる。

言葉の表現を聞く多くの場合、それがどのような分野のどのような事実を表しているのかを、我々はあらかじめ理解している。我々は、その事実に合った形式の問いを作り、その事実の内容を知ることができる。そして、その言葉の表現がすでに記憶している事実を表している場合には、そのそれぞれの言葉が表すカテゴリーを理解してその内容を知ろうとしなくても、すぐにその事実のカテゴリーが理解できることも多い。我々は、言葉の表現から、それがどのような情報、どのような事実を表しているのかを知ろうとする。その情報、事実を特定し、その情報、事実を認識することが、その言葉の表現を理解する時の目的となる。

## 情報を認識する脳の仕組み

しかし、その一方で我々は、言葉の表現を理解する時には、それぞれの言葉のレベルで「その言葉が何を表しているのか」を知ろうとし、それぞれの言葉・カテゴリーに関して知ることができた内容を結びつけて、その全体の内容を思い描こうとすることもできる。それぞれの言葉のレベルで問いを作り、それが表している内容を知りながら、それぞれの言葉を結びつけている文法を理解して、その全体の内容を思い描くことができる。

「その言葉が何を表すのか」という問いを作った時には、その言葉が表す物や人間などの姿を思い浮かべることができ、我々は、その言葉が表している物や人間などのカテゴリーを知ることができる。そして、我々は、言葉が表す物や人間などの対象を視覚的に認識することによって、その言葉の表現が表す情報・事実を視覚的に認識しようとする場合もある。視覚的に内容を思い浮かべることで、その言葉の表現が表す情報・事実が認識しやすくなる。

我々が言葉の表現を理解しようとする時に、視覚的に思い浮かべることができる内容を、どれだけ利用しているのかはわかりにくい。しかし、視覚的に思い浮かべた内容を見ることが、言葉の表現が表す情報・事実を認識することであるのではない。それは、あくまで言葉の表現が表す情報・事実を認識するための補助的な手段である。我々は、言葉が表すカテゴリーを意識的なレベルで理解するのではないように、言葉の表現が表す情報・事実も意識的なレベルで認識するのではない。我々は、意識できない脳のレベルで、言葉が表すカテゴリーを理解する仕組みを持つのであり、意識できない脳のレベルで、言葉の表現が表す情報・

事実を認識する仕組みを持つのである。

そして、我々は、言葉の表現が表す情報・事実を記憶することができる脳の仕組みを持つことによって、その言葉の表現が表す情報・事実の内容を知ることができ、その情報・事実の内容を知ることができる状態で、その情報・事実を認識することができるのである。「人間は、それぞれの言葉が表している物や人間などの姿を思い浮かべ、さらに、その場面の様子を思い浮かべながら、言葉の表現が表す情報・事実を認識することができる」と考える人も多いのだろう。しかし、実際には、言葉の表現が表す情報・事実の内容を知ることができる状態で、様々な記憶・知識を使いながら、その情報・事実を認識することができる脳の仕組みを、我々人間は持っているのである。

# あとがき

四十歳も半ばに近づきそろそろ自分の先が見え出した頃、「自分なりの何かを形にしたい」と私は思うようになりました。そして、「言葉と記憶」をテーマにしたこの本を書こうと思うようになったのです。学生時代の私は「言葉と知識」、「言葉と文化」をテーマにした勉強をしていて、そこで得た結論は、「言葉は生活と結びつき、知識は生活と結びつく」というものでした。「言葉と記憶」をテーマにしたこの本は、ある意味でその内容を発展させたものです。自分の考えを本にしたいと考え始めてから一年ほどで、私は「記憶」という問題に出会い、「人間の知の根源は記憶にある」と考えるようになり、記憶について書かれた多くの本を読み、現在の科学で解明されている記憶について勉強しました。伊藤正男著「脳の不思議」（岩波書店）、山元大輔著「脳と記憶の謎」（講談社）は、脳の仕組みや記憶についてわかりやすく書かれていて、とても参考になりました。しかし、現在の科学では「記憶とはどのような働きなのか」という問題は、まだはっきりと説明されていません。分子レベル、脳の神経細胞レベルでは、記憶の解明が進んでいても、脳を機能的な側面から見た時、記憶を脳の働きとして科学的には説明することはできないようです。記憶を脳の働きとして説明するということは、心の働きとして考えられている記憶を脳の働きとして説明するということです。それは、心の働きを脳の働きとして説明することになるのでしょうか。そこには、「心とは何か」という大きな問題があるのでしょう。そして、「心の働きを脳の働きとして説明することは、現在でもタブーなのではないか」と私は思うようになりました。そこで私は、前野隆司著「脳はなぜ『心』を作ったのか」（筑摩書房）という本に出会い、「記憶を脳の働きとして説明することも可能である」とあらためて考えるようになったのです。

ダーウィンの「進化論」は正しいと考えていても、「人間は他の動物とは異なる存在である」と考えている人が多いのでしょう。私も「人間は他の動物にはない人間としての尊厳を持つ」と考えています。そこには、「どこまで人間と他の動物を共通の存在として考えるのか」という問題があるのでしょう。ダーウィンの「進化論」は、主として身体的部分に関して、人間と他の動物との間の垣根を取り外しましたが、私の「記憶の進化論」は、知的な部分に関して、人間と他の動物との間の垣根を取り外す試みです。

この本の構想を私は三年以上前から持ち、「記憶の進化論」という題名も決めていたのですが、仕事に就いているとなかなか考えがまとまらず、また自分の脳の老化も心配だったので、一昨年の三月末に私は仕事を辞めこの本の原稿を書くことに専念しました。当初一年で原稿を完成させる予定が、半年以上遅れて何とか原稿をまとめ、この本を出版できることになりました。この本は一般の方々を対象に書いたものですが、専門家の方々にとっては稚拙な内容であり、一般の方々には読みづらい部分が多く、まだ不完全な内容かもしれません。その点はご容赦願いたいと思います。科学万能の時代、人間とロボットが共存するだろう新しい時代における、新しい「人間論」、新しい「心の理論」を私は待ち望んでいます。「人間とは何か」という問題を考える上で、この本が少しでも役立てば幸いです。

平成十九年一月

門倉弘明

## 著者紹介

門倉　弘明（かどくら・ひろあき）

1956年　福岡県生まれ
1981年　埼玉大学大学院文化研究科　社会文化論専攻修士課程修了

記憶の進化論
脳が情報を記憶するメカニズム

二〇〇七年　二月二十八日　発　行

著作者　門倉　弘明


発行所　丸善プラネット株式会社
〒一〇三―八二四四
東京都中央区日本橋三―九―二
電話（〇三）三二七四―〇六〇九
http://planet.maruzen.co.jp/

発売所　丸善株式会社出版事業部
〒一〇三―八二四四
東京都中央区日本橋三―九―二
電話（〇三）三二七二―〇五二一
http://pub.maruzen.co.jp/

編集・組版／有限会社　アーカイブ
印刷・製本／富士美術印刷株式会社

ISBN 978-4-901689-64-9 C0040